Ergebnisse der Anatomie und Entwicklungsgeschichte
Advances in Anatomy, Embryology and Cell Biology
Revues d'anatomie et de morphologie expérimentale

Springer-Verlag · Berlin · Heidelberg · New York

This journal publishes reviews and critical articles covering the entire field of normal anatomy (cytology, histology, cyto- and histochemistry, electron microscopy, macroscopy, experimental morphology and embryology and comparative anatomy). Papers dealing with anthropology and clinical morphology will also be accepted with the aim of encouraging co-operation between anatomy and related disciplines.

Papers, which may be in English, French or German, are normally commissioned, but original papers and communications may be submitted and will be considered so long as they deal with a subject comprehensively and meet the requirements of the Ergebnisse.

For speed of publication and breadth of distribution, this journal appears in single issues which can be purchased separately; 6 issues constitute one volume.

It is a fundamental condition that manuscipts submitted should not have been published elsewhere, in this or any other country, and the author must undertake not to publish elsewhere at a later date.

25 copies of each paper are supplied free of charge.

Les résultats publient des sommaires et des articles critiques concernant l'ensemble du domaine de l'anatomie normale (cytologie, histologie, cyto et histochimie, microscopie électronique, macroscopie, morphologie expérimentale, embryologie et anatomie comparée. Seront publiés en outre les articles traitant de l'anthropologie et de la morphologie clinique, en vue d'encourager la collaboration entre l'anatomie et les disciplines voisines.

Seront publiés en priorité les articles expressément demandés nous tiendrons toutefois compte des articles qui nous seront envoyés dans la mesure où ils traitent d'un sujet dans son ensemble et correspondent aux standards des «Résultats». Les publications seront faites en langues anglaise, allemande et française.

Dans l'intérêt d'une publication rapide et d'une large diffusion les travaux publiés paraitront dans des cahiers individuels, diffusés séparément: 6 cahiers forment un volume.

En principe, seuls les manuscrits qui n'ont encore été publiés ni dans le pays d'origine ni à l'étranger peuvent nous être soumis. L'auteur d'engage en outre à ne pas les publier ailleurs ultérieurement.

Les auteurs recevront 25 exemplaires gratuits de leur publication.

Die Ergebnisse dienen der Veröffentlichung zusammenfassender und kritischer Artikel aus dem Gesamtgebiet der normalen Anatomie (Cytologie, Histologie, Cyto- und Histochemie, Elektronenmikroskopie, Makroskopie, experimentelle Morphologie und Embryologie und vergleichende Anatomie). Aufgenommen werden ferner Arbeiten anthropologischen und morphologisch-klinischen Inhaltes, mit dem Ziel die Zusammenarbeit zwischen Anatomie und Nachbardisziplinen zu fördern.

Zur Veröffentlichung gelangen in erster Linie angeforderte Manuskripte, jedoch werden auch eingesandte Arbeiten und Originalmitteilungen berücksichtigt, sofern sie ein Gebiet umfassend abhandeln und den Anforderungen der „Ergebnisse" genügen. Die Veröffentlichungen erfolgen in englischer, deutscher oder französischer Sprache.

Die Arbeiten erscheinen im Interesse einer raschen Veröffentlichung und einer weiten Verbreitung als einzeln berechnete Hefte; je 6 Hefte bilden einen Band.

Grundsätzlich dürfen nur Manuskripte eingesandt werden, die vorher weder im Inland noch im Ausland veröffentlicht worden sind. Der Autor verpflichtet sich, sie auch nachträglich nicht an anderen Stellen zu publizieren.

Die Mitarbeiter erhalten von ihren Arbeiten zusammen 25 Freiexemplare.

Manuscripts should be addressed to/Envoyer les manuscrits à/Manuskripte sind zu senden an:

Prof. Dr. A. Brodal, Universitetet i Oslo, Anatomisk Institutt, Karl Johans Gate 47 (Domus Media), Oslo 1/Norwegen.

Prof. W. Hild, Department of Anatomy, The University of Texas Medical Branch, Galveston, Texas 77550 (USA).

Prof. Dr. R. Ortmann, Anatomisches Institut der Universität, 5 Köln-Lindenthal, Lindenburg.

Prof. Dr. T. H. Schiebler, Anatomisches Institut der Universität, Koellikerstraße 6, 87 Würzburg.

Prof. Dr. G. Töndury, Direktion der Anatomie, Gloriastraße 19, CH-8006 Zürich.

Prof. Dr. E. Wolff, Collège de France, Laboratoire d'Embryologie Expérimentale, 49 bis Avenue de la belle Gabrielle, Nogent-sur-Marne 94/France.

Ergebnisse der Anatomie und Entwicklungsgeschichte
Advances in Anatomy, Embryology and Cell Biology
Revues d'anatomie et de morphologie expérimentale

41·4

Editores

A. Brodal, Oslo · W. Hild, Galveston · R. Ortmann, Köln
T. H. Schiebler, Würzburg · G. Töndury, Zürich · E. Wolff, Paris

Christoph Pilgrim

Morphologische und funktionelle Untersuchungen zur Neurosekretbildung

Enzymhistochemische, autoradiographische und elektronenmikroskopische Beobachtungen an Ratten
unter osmotischer Belastung

Mit 29 Abbildungen

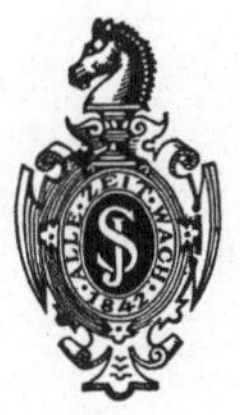

Springer-Verlag Berlin Heidelberg New York 1969

Dr. Christoph Pilgrim
Anatomisches Institut der Universität Würzburg

Mit Unterstützung durch die Deutsche Forschungsgemeinschaft

ISBN-13: 978-3-540-04461-1   e-ISBN-13: 978-3-642-99959-8
DOI: 10.1007/978-3-642-99959-8

Inhalt

Einleitung

Die von SCHARRER und BARGMANN entwickelte Vorstellung (SCHARRER und SCHARRER, 1954; BARGMANN, 1954), nach der das Neurosekret im Perikaryon der neurosekretorischen Zelle entsteht und in einem proximo-distalen axoplasmatischen Stoffstrom zum Hypophysenhinterlappen transportiert wird, wird heute im Schrifttum fast allgemein akzeptiert. Gegenargumente (vgl. DIEPEN, 1962; ENGELHARDT, 1968) werden zunehmend hinfällig (BOCK u.a., 1968). Auch die Untersuchungen von SACHS u. Mitarb. über die Vasopressin-Biosynthese mit markierten Vorläufern, die häufig als Argument für eine Neurosekretsynthese im Bereich des Axons zitiert werden, sind ohne weiteres mit der Annahme vereinbar, daß das Hormon — wenn auch in biologisch inaktiver Form — im Perikaryon synthetisiert wird (TAKABATAKE u. SACHS, 1964; SACHS u. TAKABATAKE, 1964; SACHS u.a., 1967). Von dieser Feststellung bleibt die Frage unberührt, ob das Neurosekret im Axon noch irgendeine zusätzliche Veränderung erfährt (vgl. außer den genannten Autoren GERSCHENFEID u.a., 1960). Eine weitere Erörterung dieser Frage findet sich bei SLOPER und BATESON (1964), ZAMBRANO und DE ROBERTIS (1966), PEUTE und VAN DE KAMER (1967) und BOCK u.a. (1968).

Im Hinblick auf die erwähnten Streitfragen ist das Problem der Neurosekretion von einer großen Zahl von Autoren bearbeitet worden. Demgegenüber haben sich nur wenige Untersucher auf den eigentlichen Mechanismus der Sekretbereitung im Perikaryon konzentriert. Die in der Zelle im Zusammenhang mit der Entstehung des Neurosekretes ablaufenden Vorgänge sind bis heute nur zum Teil bekannt. Es handelt sich um bekannte zellbiologische Erscheinungen, die allgemein als Zeichen hoher Stoffwechselaktivität gelten. Schon die ersten Untersucher, die das Verhalten des neurosekretorischen Systems von Säugern unter funktioneller Belastung (Trinkwasserentzug oder Kochsalzzufuhr) prüften, fanden, daß die neurosekretorischen Zellen mit einer Vergrößerung von Zelleib, Kern und Nucleolus antworten (HILLARP, 1949; ORTMANN, 1951; EICHNER, 1952; MACHER, 1952; KOVÁCS u.a., 1954). Von HILLARP (1949) und ORTMANN (1952) wurde das Verhalten der Nissl-Substanz mit der „chromatolytischen Reaktion" gewöhnlicher Nervenzellen nach Axondurchtrennung verglichen. BARGMANN (1949) und SCHARRER und SCHARRER (1954) beobachteten, daß Sekretproduktion und Schwund der Nissl-Substanz in einer Weise gekoppelt sind, die vermuten läßt, das Neurosekret entstehe „auf Kosten" der Nissl-Substanz. Die engen Beziehungen zwischen Neurosekretproduktion und Menge der Nissl-Substanz machen auch die Arbeiten von BACHRACH und KÖSZEGI (1957) sowie von EDSTRÖM und EICHNER (1958) deutlich. Alle diese Befunde können im Sinne einer gesteigerten Proteinsynthese im neurosekretorischen Perikaryon gedeutet werden.

Einen Schritt weiter in der Aufklärung der Sekretbereitung im neurosekretorischen Perikaryon kam man erst, als PALAY (1960) entdeckte, daß beim Goldfisch das elektronenmikroskopische Substrat des Neurosekretes, die Elementargranula, im Golgi-Apparat gebildet werden. Diese Beobachtung wurde inzwischen von zahlreichen Untersuchern für eine Reihe von Avertebrata und Vertebrata (einschließlich der Säugetiere) bestätigt (Bargmann, 1966, Lit.). In Analogie zu anderen sezernierenden Zellen muß man jedoch annehmen, daß die Ausformung der Elementargranula im Golgi-Apprat lediglich ein Endglied in der Kette der bei der Sekretbeteiligung beteiligten Mechanismen ist. Es wird angenommen, daß in Übereinstimmung mit dem bekannten Modell der cellulären Proteinbiosynthese das Neurosekret im granulierten endoplasmatischen Reticulum synthetisiert wird (Bern und Knowles, 1966). Von hier soll das „Rohmaterial" zum Golgi-Apparat gelangen, wo es in Form der Elementargranula kondensiert wird. In diese Richtung weisen auch die Beobachtungen von Zambrano und De Robertis (1966, 1967), die bei durstenden Ratten in den Zisternen des endoplasmatischen Reticulums fädiges Material gesehen haben, dessen Menge unter Puromycin-Einwirkung abnimmt.

Aus dieser Übersicht über die in der Literatur enthaltenen Aussagen und Hypothesen ergibt sich, daß die *Aufklärung der Vorgänge bei der Sekretbereitung im neurosekretorischen Perikaryon* noch weiterer intensiver Untersuchungen bedarf. Auf der anderen Seite wird deutlich, daß man der Lösung des Problems vermutlich nur näher kommt, wenn man sich unter Berücksichtigung der verschiedensten Phänomene einen möglichst umfassenden Überblick über die Ereignisse verschafft, die in der Zelle im Zusammenhang mit der Elaboration des Neurosekretes ablaufen. Die vorliegende Studie soll aufzeigen, in welchem Umfange ein solches Vorhaben heute durch die Kombination moderner Methoden der morphologischen Forschung realisiert werden kann. Unter diesem Gesichtspunkt untersuchen wir die neurosekretorischen Kerngebiete der Ratte *unter normalen Bedingungen, nach Trinkwasserentzug* und *in der Erholungsphase nach erneuter Trinkwasserzufuhr.* Dabei werden die rein morphologischen Veränderungen mit konventioneller färberisch-lichtmikroskopischer Technik und elektronenmikroskopisch verfolgt. Die Beobachtung und Messung funktioneller Veränderungen erfolgt durch histochemische Darstellung von oxydativen und hydrolytischen Enzymaktivitäten und autoradiographische Untersuchung des Eiweißstoffwechsels.

Zwei Gesichtspunkte, die zum Verständnis des Sekretionsmechanismus von Bedeutung sein dürften, wollen wir bei der Bearbeitung der genannten Fragestellung besonders in den Vordergrund stellen.

1. Es ist seit langem bekannt, daß manche Drüsenzellen eine Art sekretorischen Cyclus durchmachen, der mit der Abgabe des Sekretes beginnt und über auffällige morphologische Änderungen wieder zur Restitution des vor der Sekretabgabe bestehenden Bildes führt. Schon R. Heidenhain (1875) hat die typischen Veränderungen der Pankreaszelle vor und nach Fütterung in „Hungerzustand, erste Verdauungsperiode (Sekretabsonderung) und zweite Verdauungsperiode (Restitution" unterteilt. Er beobachtete, „daß sich niemals alle Schläuche der Drüse in gleichem Zustande befinden". Hirsch (1932) hat sich in diesem Zusammenhange besonders mit dem Grad der Synchronisierung der Arbeitscyclen einzelner Zellen und Acini vor und nach funktioneller Belastung beschäftigt. Dieser fand, daß nach Pilocarpinreizung zunächst eine weitgehende Synchronisierung der Pankreaszellen erzwungen wird, daß sie aber nach wenigen Stunden wieder zunehmend „aus dem Tritt" geraten. Nach Hirsch bestimmt der Grad der funktionellen Synchronisierung der sezernierenden Untereinheiten (Zellen, Acini) einer Drüse, ob das ganze

Organ rhythmisch oder kontinuierlich arbeitet. Einer länger andauernden, hohen Beanspruchung kann ein Organ im Grunde nur gerecht werden, wenn die einzelnen Untereinheiten die verschiedenen Stadien des Arbeitscyclus zu verschiedenen Zeiten durchlaufen, d.h. wenn sie weitgehend asynchron arbeiten.

Diese Problematik scheint auch für das neurosekretorische System interessant zu sein. Jedenfalls lassen die deutlichen Unterschiede von Zelle zu Zelle im Gehalt an Neurosekret und in der Aktivität verschiedener Enzyme darauf schließen, daß sich individuelle Zellen beim Normaltier in unterschiedlichen Funktionszuständen befinden (PILGRIM, 1967). Obwohl sich zahlreiche Untersucher in den vergangenen 20 Jahren mit dem Verhalten neurosekretorischer Zellen unter normalen und experimentellen Bedingungen beschäftigt haben, ist bisher jedoch ein *Arbeitscyclus der einzelnen Zelle* nicht beschrieben worden. Mit den Fragen des Zusammenspiels der verschiedenen Zellen eines Kerngebietes haben sich ebenfalls nur wenige Autoren befaßt (BACHRACH, 1957, 1964; ZAMBRANO und MORDOH, 1966; ZAMBRANO und DE ROBERTIS, 1966). Beim Studium dieser Arbeiten gelangt man zu der Auffassung, daß die Arbeitscyclen der einzelnen Zellen im Normalzustand asynchron ablaufen und durch osmotische Belastung synchronisiert werden können. Wir glauben Grund zu der Annahme zu haben, daß diese Ansicht nicht zutrifft.

2. Aufgrund der schon lange bekannten, relativ hohen Aktivität der sauren Phosphatase in den neurosekretorischen Zellen (ERÄNKÖ, 1951) wurde schon früher vermutet, daß dieses Enzym in irgendeiner Weise an der Elaboration des Neurosekretes beteiligt ist (PEARSE, 1960; NOVIKOFF, 1961). Das Enzym ist auch hier vornehmlich in den Lysosomen lokalisiert (MURAKAMI, 1964; OSINCHAK, 1964). Die hohe Phosphatase-Aktivität weist demnach auf einen ungewöhnlich großen Reichtum der neurosekretorischen Zelle an Lysosomen hin. Wir haben diese Beobachtungen zum Anlaß genommen, die Bedeutung dieser Zellorganellen für die Funktion der neurosekretorischen Zelle näher zu untersuchen. Wir werden zeigen, daß die Lysosomen im Rahmen des oben erwähnten Arbeitscyclus der Zelle charakteristische Veränderungen durchmachen und daß sie entscheidende Bedeutung für den Ablauf des Sekretionsprozesses haben. Wir hoffen, dadurch zugleich einen über den engen Bereich des neurosekretorischen Systems interessierenden *Beitrag zum Verständnis des Lysosomenproblems* zu leisten, das heute in vielen Punkten noch ungeklärt ist.

Material und Methoden

Für die Untersuchungen wurden insgesamt 128 männliche Wistarratten mit einem Gewicht um 350 g (Alter ca. 5—9 Monate) verwendet. Die Tiere bekamen Altromin-R-Standarddiät ad libitum und wurden bei einer Stalltemperatur von 23 ± 2° C und natürlichem Licht-Dunkel-Wechsel gehalten. Die Tötung der Tiere erfolgte immer zur gleichen Tageszeit (ca. 9 Uhr vormittags).

Färberische und histochemische Untersuchungen

Für diesen Teil der Untersuchungen dienten die Gehirne von 19 Kontrollratten und 52 Ratten, denen für 1—15 Tage das Trinkwasser entzogen bzw. nach einer Durstperiode von 13—14 Tagen erneut für 1—8 Tage Wasser zugeführt wurde. Tötung durch Dekapitation in kurzem Ätherrausch. Freipräparieren und Herausschneiden der Zwischenhirne erforderte weniger als 5 min.

Färberische Untersuchungen. Halbierung der Zwischenhirne durch Medianschnitt. Fixation der einen Hälfte in Bouinscher Lösung, der anderen Hälfte für 1 Woche in einer modifizierten Bouinschen Lösung nach BOCK (1966). Anschließend Paraffineinbettung, Aufsuchen von Nucleus supraopticus (N.so.) und Nucleus paraventricularis (N.pv.), Frontalschnitte 7 μ. An den Bouin-fixierten Schnitten Nissl-Färbung, an den spezialfixierten Schnitten Darstellung des Neurosekretes nach der von BOCK (1966) angegebenen Chromalaun-Gallocyanin-Methode.

Histochemische Untersuchungen. Halbierung der Zwischenhirne durch Medianschnitt. Die eine Hälfte wurde für 24 Std bei ca. 4° C in neutralem Formol-Calcium fixiert und nach kurzer Wässerung in Aceton-Trockeneis-Gemisch eingefroren. Die andere Hälfte wurde unfixiert mit CO_2 eingefroren. Aufsuchen von N.so. und N.pv., Kryostatschnitte, frontale Schnittführung, 14 μ dick.

An flottierenden, Formol-Calcium-vorfixierten Schnitten wurde in allen Fällen nachgewiesen: saure Phosphatase (s. Pase) nach GOMORI (PEARSE, 1960) und Thiaminpyrophosphatase (TPPase) nach NOVIKOFF und GOLDFISCHER (1961), Inkubation jeweils 30 min bei 37° C. Bei Tieren, die 11—14 Tage gedurstet hatten sowie bei Kontrolltieren außerdem: 5'-Nucleotidase nach WACHSTEIN und MEISEL (1957) bei pH 7,2 (60 min bei 37° C) sowie bei pH 5,0 (15 min bei 37° C, hier wurde der Trismaleat-Puffer durch 0,05 M Acetatpuffer ersetzt); Sulfatase mit α-Naphtholsulfat als Substrat (WOOHSMANN, persönl. Mitt.[1], 2 Std bei 37° C); β-Glucuronidase nach HAYASHI u. a. (1964, 60 min bei 37° C); E 600-resistente Esterase mit α-Naphthylacetat als Substrat (BARKA u. ANDERSON, 1963), Konzentration des E 600 in der Inkubationslösung 5×10^{-5} bis 5×10^{-7} Mol (60 min bei Zimmertemperatur); Simultandarstellung von Esterase und s.Pase nach TÖRÖ u. a. (1967) 10 min bei 20° C bzw. 20 min bei 37° C (das von den Autoren angegebene Substrat und der Kuppler wurden durch Naphthol-AS-TR-Phosphat und hexazotiertes Pararosanilin ersetzt). Außerdem PAS-Reaktion, ebenfalls an vorfixierten Kryostatschnitten.

Bei allen Tieren wurde an den Schnitten der unfixierten Hirnhälfte nachgewiesen: Glucose-6-Phosphat-Dehydrogenase (G-6P-DH) nach ALTMANN und CHAYEN (1965), Succino-dehydrogenase (SDH), Lactatdehydrogenase (LDH) und s.Pase (in diesem Fall Naphthol-AS-TR-Phosphat als Substrat), alle nach BARKA und ANDERSON (1963, 60 min bei 37° C).

Autoradiographische Untersuchungen

Für die autoradiographischen Untersuchungen dienten insgesamt 26 Ratten. Der Hauptteil der Untersuchungen wurde mit H^3-Phenylalanin durchgeführt (22 Tiere). Außerdem wurden 4 Tiere für orientierende Versuche mit H^3-Cystin verwendet. Die Tiere erhielten die H^3-Aminosäuren i.p., Dekapitation 90 min später in kurzem Ätherrausch[2]. Alle autoradiographischen Messungen wurden an den Zellen des N. supraopticus vorgenommen.

Versuche mit H^3-Phenylalanin. Verwendet wurde ein an der Seitenkette in 2,3-Position H^3-markiertes L-Phenylalanin (Schwarz Bio-Research, Orangeburg, N.Y., USA) mit einer angegebenen spezifischen Aktivität von 32 C/mMol. Pro Tier wurde 2 mC injiziert (angegebene Konzentration des Präparates: 0,5 mC/ml). 2 Tiere erhielten für orientierende Untersuchungen ein H^3-Phenylalanin-Präparat unbekannter Konzentration. Die im Gehirn inkorporierte Menge erwies sich für die quantitative Auswertung als zu gering, so daß diese beiden Tiere von der Auswertung ausgeschlossen wurden. Die übrigen 20 Ratten wurden in 4 Gruppen zu 5 geteilt. Davon wurde eine Gruppe als Kontrolle verwandt. Den anderen Gruppen wurde vor der Injektion für jeweils 3, 7 und 11 Tage das Trinkwasser entzogen.

Versuche mit H^3-Cystin. Verwendet wurde ein in unbekannter Position H^3-markiertes L-Cystin (ebenfalls Schwarz Bio-Research) mit einer angegebenen spezifischen Aktivität von 630 mC/mMol. Injiziert wurde in einem Fall 0,84 mC, sonst 1,26 mC (die angegebene Konzentration lautete zwar 1 mC/ml, betrug aber nach nachträglich durchgeführten Messungen nur

---

1. Wir danken Herrn Dr. H. WOOHSMANN, Inst. für Kortiko-Viszerale Pathologie und Therapie, Deutsche Akademie der Wissenschaften Berlin-Buch, für die freundliche Überlassung des Substrates.

2. Injektion und Sektion der Versuchstiere konnten wir durch das freundliche Entgegenkommen von Herrn Prof. Dr. H.-W. ALTMANN und Herrn Doz. Dr. E. STÖCKER in der Abteilung für Autoradiographie des Pathologischen Institutes der Universität Würzburg durchführen, wofür wir auch an dieser Stelle danken.

0,42 mC/ml). Von den 4 verwendeten Tieren dienten 2 als Kontrollen; den anderen 2 wurde vor der Injektion für 11 Tage das Trinkwasser entzogen.

Die entnommenen Zwischenhirne wurden durch Medianschnitte halbiert und für 48 Std in 10% Formalin (Zusatz von 0,5% TCE und 0,5 mg/ml inaktivem Vorläufer) im Kühlschrank fixiert. Nach 24 Std fließender Wässerung Einbettung in Paraffin und Anfertigung von 3 μ dicken Frontalschnitten in der Ebene des N.so. Behandlung der entparaffinierten Schnitte mit einer Waschlösung von 0,5 mg/ml inaktivem Vorläufer. Aufbringen von Stripping Film (AR 10, Kodak AG, Stuttgart-Wangen). Expositionszeit in der Regel 3—10 Tage (bei den H^3-Cystin-Tieren bis zu 6 Wochen). Nach Entwicklung und Fixation HE-Färbung durch die Emulsion hindurch.

Kontrollmessungen. An Lebergewebe sämtlicher Tiere wurden in folgender Weise Kontrollmessungen der inkorporierten Aktivität durchgeführt[3]: 10—20 μ dicke Paraffinschnitte wurden entparaffiniert, eingewogen und in einer Sauerstoffatmosphäre verbrannt (vgl. HEMPEL, 1964). Das Oxydationswasser wurde in einem Flüssigkeitsszintillations-Spektrometer „Tri-Carb" (Packard, La Grange, Ill., USA) gemessen. Es wurde von jeder Leber eine Doppelbestimmung durchgeführt und jede Einzelprobe 10 × 10 min lang gemessen.

Auswertung der Autoradiogramme

Zum Verständnis der getroffenen Maßnahmen sind zunächst einige theoretische Vorbemerkungen notwendig. (Eine ausführliche Darstellung der Beziehungen zwischen autoradiographischer Korndichte, inkorporierter Aktivität und Eiweiß-Umsatzrate findet sich bei SCHULTZE, 1968.) Die autoradiographische Korndichte (SKD), d. h. die Kornzahl pro Flächeneinheit, ist bei konstanter β-Selbstabsorption im Schnitt ein Maß für die pro Volumeneinheit Gewebe inkorporierte Aktivitätsmenge. Durch Multiplikation mit dem Volumen der zu untersuchenden Struktur kann die inkorporierte Gesamtaktivität ermittelt werden. Die inkorporierte Aminosäure-Aktivität ist ihrerseits unter bestimmten Voraussetzungen ein Maß für die Eiweiß-Umsatzrate. In diese Beziehung geht jedoch außerdem die mittlere spezifische Aktivität der freien Aminosäure am Ort der Eiweiß-Synthese ein.

Zwischen der inkorporierten Aminosäure-Aktivität und der Inkorporationsrate besteht folgende Beziehung:

$$\text{Aminosäure-Aktivität (eingebaut zwischen Injektion} = 0 \text{ und Tötung} = T) = R \cdot \int_0^T s_t \cdot dt.$$

Dabei bedeutet R die Aminosäure-Einbaurate und s_t die spezifische Aktivität der freien Aminosäure (Aktivität pro Menge freier Aminosäure) am Ort der Eiweiß-Synthese als Funktion der Zeit zwischen 0 und T. Die sich im Organismus kurz nach der Injektion einstellende spezifische Aktivität ist kleiner als die des Injektionspräparates, da dieses durch die im Organismus vorhandene freie, nicht markierte Aminosäure „verdünnt" wird. s_t nimmt in Abhängigkeit von der Versuchszeit dauernd ab, da beim Abbau von Eiweiß zunächst nicht markierte Aminosäure-Moleküle frei werden. Das Integral über diese Abfallkurve bestimmt neben der Einbaurate die inkorporierte Aktivitätsmenge. Es kann ersetzt werden durch das Produkt aus der sog. mittleren spezifischen Aktivität der freien Aminosäure (s_{mittel}) zwischen Injektion und Tötung mal der Versuchsdauer T.

Es kann nicht ohne weiteres erwartet werden, daß diese Größe unter den Bedingungen unseres Experimentes konstant bleibt. Ändert sie sich, ist es allerdings nicht notwendig, die absoluten Werte von s_{mittel} zu messen. Es genügt, das Verhältnis von s_{mittel} der Versuchstiere zu dem der Kontrolltiere zu kennen und die ermittelten Korndichten mit diesem Quotienten zu korrigieren. Dieser Quotient kann aus dem Verhältnis der pro Volumen- oder Gewichtseinheit inkorporierten Aktivitäten in Referenzorganen autoradiographisch oder im Szintillationszähler (s. o.) ermittelt werden — streng genommen unter der Voraussetzung, daß in diesen Organen die Inkorporationsrate durch die Versuchsanordnung nicht verändert wird.

Praktisch sind wir so vorgegangen, daß wir die Aminosäure-Inkorporation in Lebergewebe gemessen haben. Dieses Organ ist dafür besonders geeignet, da man annehmen kann, daß das Parenchym in den Proben gleichmäßig verteilt ist — für das Zentralnervensystem trifft dies

---

3. Die Messungen wurden in dankenswerter Weise im Labor von Herrn Doz. Dr. E. STÖCKER durchgeführt.

z. B. nicht zu. Da die inkorporierte Aktivität — wie aus der Formel ersichtlich — nur von der Umsatzrate und von s_{mittel} abhängt, fallen durch die beschriebene Korrektur außerdem alle Fehler heraus, die durch Schwankungen der Tiergewichte und unterschiedliche Resorptionsgeschwindigkeit bedingt sind.

Während die Korndichte über den Zellkernen ohne weiteres zu ermitteln ist, bereitet es in unserem speziellen Fall einige Schwierigkeit, die cytoplasmatische Korndichte der neurosekretorischen Zellen zu bestimmen. Es wäre mit methodischen Fehlern verbunden, die Kornzahlen innerhalb von Okular-Planquadraten zu ermitteln (vgl. CITOLER u. a., 1966), da das zwischen den Zellen liegende Neuropil nicht mitgemessen werden soll. Um eine planimetrische Ausmessung einer größeren Zahl von Zellen zu vermeiden, haben wir die durchschnittliche Gesamtaktivität der neurosekretorischen Zellen wie folgt bestimmt: 1. Ermittlung der Kornzahlen über etwa 50 gut angeschnittenen Kernen. 2. Ocularmikrometrische Messung von ein oder zwei Durchmessern und Berechnung der Kernfläche unter der Annahme einer Kreis- oder Ellipsenform. 3. Umrechnung der durchschnittlichen nucleären Korndichte auf 5 Tage Expositionszeit. Dieses ist möglich, da in dem von uns gewählten Expositionszeitraum (3—10 Tage) die Kornzahl mit der Expositionsdauer linear ansteigt (STÖCKER, 1962a; SCHULTZE, 1968). Korrektur der nucleären Korndichte durch Multiplikation mit dem jeweiligen Verhältniswert: Inkorporation Leber Kontrolltier/Inkorporation Leber Versuchstier. 4. Ermittlung der Kern-Gesamtaktivität durch Multiplikation der korrigierten Korndichte mit dem nach der Kugel- oder Ellipsoid-Formel errechneten Kernvolumen. 5. Ermittlung des Verhältnisses der Kornzahl über dem gesamten Cytoplasma zur Kornzahl über allen Kernen (SK_{cyt}/ SK_{k}). Zu diesem Zweck müssen innerhalb eines vorgegebenen Areals ohne Auswahl die Kornzahlen über sämtlichen angeschnittenen Cytoplasma- und Kernflächen (jeweils für sich) addiert werden. Unter Voraussetzung einer regellosen Anordnung der Zellkerne (was in den neurosekretorischen Kerngebieten zutrifft) ist der Quotient aus den beiden Summen gleich dem mittleren Verhältnis der H^3-Aktivität im gesamten Cytoplasma einer Zellart zur H^3-Aktivität des gesamten Kernes. Zur Ermittlung von SK_{cyt}/SK_{k} wurden bei jedem Tier mindestens 3000 Körner gezählt. 6. Berechnung der durchschnittlichen Cytoplasma-Aktivität durch Multiplikation der durchschnittlichen Kernaktivität mit dem Faktor SK_{cyt}/SK_{k}. Addition von Kern- und Cytoplasma-Aktivität.

Außerdem wurde bei 3 Kontroll- und 2 Versuchstieren, die 11 Tage gedurstet hatten, eine Häufigkeitsverteilung der Kornzahlen über jeweils ca. 200 Kernen aufgenommen. Bei den 4 Cystin-Tieren wurde lediglich das Verhältnis der gesamten cytoplasmatischen zur gesamten Kernaktivität bestimmt (SK_{cyt}/SK_{k}). — Der Nulleffekt auf den ausgewerteten Autoradiogrammen betrug weniger als 1% der mittleren nucleären Korndichte und wurde deshalb nicht berücksichtigt.

Elektronenmikroskopische Untersuchungen

Für diesen Teil der Untersuchungen wurden 15 Kontrolltiere, 9 Tiere nach 8—14 Tagen Wasserentzug und 7 Tiere in der Erholungsphase (1—5 Tage nach erneuter Wasserzufuhr) verwendet.

Fixierung. Es wurden bei allen Versuchsgruppen zwei Fixierungsverfahren angewendet. 1. Perfusion (im wesentlichen nach FORSSMANN u. a., 1967): Narkotisieren der Tiere mit einigen Milliliter 2%iger Baytinallösung[4] i.p., Einführen eines Polyäthylen-Katheters von der Herzspitze in die Aorta, Eröffnen des re. Herzohres und Abklemmen der Bauchaorta. Kurzes Spülen (ca. 30 sec) mit einer vorgekühlten Ringerlösung (mit Glucose auf 300 mosmol eingestellt) oder einer 6%igen Rheomacrodexlösung[4] mit Elektrolytzusatz nach ANDRES (1966), in beiden Fällen unter Zusatz von 0,1% Procain und 0,2% Liquemin. Die Vorratsbehälter wurden vorher mit Sauerstoff durchperlt. Anschließend Fixation für 20—30 min mit einer vorgekühlten 3,5%igen Glutaraldehydlösung (ANDRES, 1966) oder einer Lösung folgender Zusammensetzung: 100 ml 0,12 mol Phosphatpuffer (pH 7,4) enthalten 1 g Paraformaldehyd, 4 ml 25% Glutaraldehyd und 2 mg $CaCl_2$ (SOTELO u. PALAY, 1968). Die Vorratsbehälter standen etwa 140 cm über Tischhöhe. Zerlegung des Gehirns in Frontalschnitte und Aufsuchen der Kerngebiete unter einer Stereolupe. Nachfixation der entnommenen Gewebsstückchen für

---

4. Wir danken den Farbenfabriken Bayer AG, Leverkusen, und der Fa. Knoll AG, Ludwigshafen, für die Überlassung von Versuchsmengen.

einige Stunden in der Perfusionslösung, anschließend für 2—3 Std in 2% OsO_4. 2. Immersionsfixierung von Gewebsproben aus den Kerngebieten für ca. 3 Std in 2% OsO_4 mit Zusatz von
5% Saccharose.

Nachweis der sauren Phosphatase. Es wurden mit 3,5% Glutaraldehyd (Cacodylat- anstatt
Phosphatpuffer) perfundierte Gehirne verwendet. Das Verfahren entspricht im wesentlichen
dem von OSINCHAK (1964). Wir haben jedoch die über Nacht in der Spüllösung aufbewahrten
Zwischenhirne in Aceton-Trockeneis-Gemisch eingefroren und im Kryostaten geschnitten.
Inkubationsdauer 30 min. Entwässerung über Äthanol und Einbettung in Araldit. Identifi-
zierung der Kerngebiete auf Semidünnschnitten (Färbung nach RICHARDSON u. a., 1960).
Schneiden mit Glasmessern (Porter-Blum-Ultramikrotom) und Auffangen der Schnitte auf
Cu-Netzen mit Formvarfolie. Nachkontrastierung der Schnitte in 7%iger Uranylacetat- und
Bleihydroxidlösung nach MILLONIG. Elektronenmikroskop: Zeiss EM 9 (mit Kondensor) und
Philips EM 300.

Ergebnisse

Allgemeinreaktion der Versuchstiere

Die Tiere reagieren auf den Wasserentzug mit einem Gewichtsabfall. Dies ist
auf Wasserverlust und darauf zurückzuführen, daß die Tiere nach 2—3 Tagen die
Futteraufnahme einstellen. Bis zum Ende der ersten Versuchswoche geht das Gewicht auf durchschnittlich 75%, bis zum Ende der zweiten Woche auf 55% der
Ausgangswerte zurück. Im Verlauf der zweiten Woche geraten die Tiere zunehmend in einen reduzierten Allgemeinzustand. Sie sitzen bewegungslos in einer
Ecke des Käfigs und reagieren nur schwach auf äußere Reize. An Pfoten, Schnauze
und Augenbindehaut kommt es zu Blutaustritten. Insgesamt sind 3 Tiere am 13.
bzw. 14. Versuchstag gestorben. Nach der Wiederzufuhr von Wasser erholen sich
die Tiere rasch. Bereits nach 24 Std sind wieder 65% des Ausgangsgewichtes erreicht. Die Gewichtszunahme geht in den folgenden Tagen etwas langsamer vor
sich. Nach 5 Tagen liegt das durchschnittliche Gewicht bei 80% des Ausgangs-
wertes. Dieser Wert wird auch nach 8 Tagen noch nicht eindeutig überschritten.

Färberisch-lichtmikroskopische Untersuchungen

Die nachfolgende Beschreibung gilt ebenso wie die Darstellung der histochemischen Befunde in gleicher Weise für den Nucleus supraopticus und den
Nucleus paraventricularis.

Nissl-Färbung

Das Nissl-Bild der neurosekretorischen Zellen ist sowohl unter normalen Bedingungen als auch unter Belastung von früheren Untersuchern bereits eingehend
beschrieben worden. Jedoch ist das Bild der neurosekretorischen Kerngebiete gerade unter der Durstbelastung keineswegs so eintönig, wie bisher angenommen
wurde. Diese Feststellung ist als Ergänzung der elektronenmikroskopischen Befunde (s. u.) wichtig. Abb. 1a—d zeigt einige Zellen aus den Nuclei paraventricularis (N.pv.) und supraopticus (N.so.) eines Tieres nach 13 Tagen Wasserentzug.
Abb. 1a gibt die bekannte Reaktion der neurosekretorischen Zellen wieder, die im
Zurückweichen der Nissl-Substanz vom Kern zum Rand des Perikaryons besteht
(„chromatolytische Reaktion"). Auch bei diesen Zellen ist bei genauer Betrach-
tung zu bemerken, daß Menge, Struktur und Verteilung der Nissl-Substanz nicht
in allen Zellen gleich ist. Viel stärker fallen solche Unterschiede beim Vergleich

mit den Abb. 1 b—d auf. In Abb. 1 b sieht man eine Zelle, in der die Nissl-Substanz schon relativ weit in Richtung auf den Kern vorgedrungen ist, während in Abb. 1 c und d die Perikarya fast gleichmäßig tingiert sind. Solche Zellen treten freilich gegenüber denen in Abb. 1 a zahlenmäßig stark zurück. Einige von ihnen sind jedoch in beiden Kerngebieten regelmäßig zu finden.

Interessant ist auch das Nissl-Bild der Kerngebiete in der Erholungsphase. Am 1. Tag sind die meisten Zellen zwar noch typische „Durstzellen". Man findet aber eine Reihe von Zellen mit einer feinkörnigen Nissl-Substanz, die nicht sehr dicht, aber gleichmäßig über das Perikaryon verteilt ist. Am 2. Tage sind dann sehr zahlreiche Zellen mit kräftiger, fast homogener Anfärbung des Zelleibes zu sehen (vgl. Abb. 1 c und d). Am 3. Tag erfolgt bereits eine weitgehende Normalisierung des Nissl-Bildes.

Neurosekretfärbung

Es ist lohnend, die Beschreibung des Neurosekretbildes normaler und osmotisch belasteter Zellen trotz der umfangreichen Literatur noch einmal aufzugreifen, da uns in der Modifikation der Gomori-Bargmann-Methode nach BOCK ein wesentlich empfindlicherer Neurosekretnachweis zur Verfügung steht als früheren Untersuchern.

Normaltiere. Weitaus die meisten Zellen in den beiden Kerngebieten zeigen eine gleichmäßig dichte Anfüllung des Perikaryons und der Fortsätze mit den typischen, blauschwarzen Granula („speichernde Zellen"). Die Dichte ist von Zelle zu Zelle unterschiedlich. Man sieht alle Übergänge von tief blauschwarz gefärbten Zellen bis zu solchen, die praktisch leer sind. Letztere sind jedoch selten; die meisten Zellen zeigen eine mittlere Neurosekretbeladung. Daneben gibt es Fälle, bei denen die Granuladichte perinucleär besonders hoch ist. Charakteristisch ist hier das komplementäre Verhalten von Neurosekret und Nissl-Substanz, die sich auch bei der Neurosekretfärbung mit tingiert. Reicht die Nissl-Substanz bis in unmittelbare Umgebung des Zellkernes, so ist dieser lediglich von einem blauschwarzen Ring von Sekretgranula umgeben. Weicht die Nissl-Substanz weiter vom Kern zurück, scheinen sich die Granula aus der Kernregion in die Nissl-Substanz-freie Zone zu ergießen. Wir möchten derartige Zellformen als „sezernierende Zellen" bezeichnen. Diese Art der Neurosekretverteilung findet sich bevorzugt in kleineren Zellen. Sie sind besonders häufig im rostral-medial gelegenen (parvocellulären) Anteil des N.pv. zu finden. Im N.so. scheinen derartige Zellen gleichmäßig verteilt zu sein.

Keine der beschriebenen Zellformen ist identisch mit den sog. „dunklen" Zellen anderer Autoren, die bereits im Nissl-Bild durch ihre Kompaktheit und homogene dunkelblaue Färbung auffallen (vgl. KROON, 1963; KROON und GOOSSENS, 1967). Deren Neurosekretgehalt ist in der Regel infolge des tiefblau getönten Hintergrundes schlecht zu beurteilen. Sie scheinen eher eine gleichmäßige Verteilung des Neurosekretes aufzuweisen.

Belastete Tiere. Nach 1 Tag Durst sind noch keine Veränderungen zu sehen. Am 2. Tag macht sich eine geringfügige Zunahme der sezernierenden und leeren Zellen auf Kosten der speichernden Zellen bemerkbar, die in den folgenden Tagen immer deutlicher wird. Die speichernden Zellen wandeln sich zunehmend in „leere"

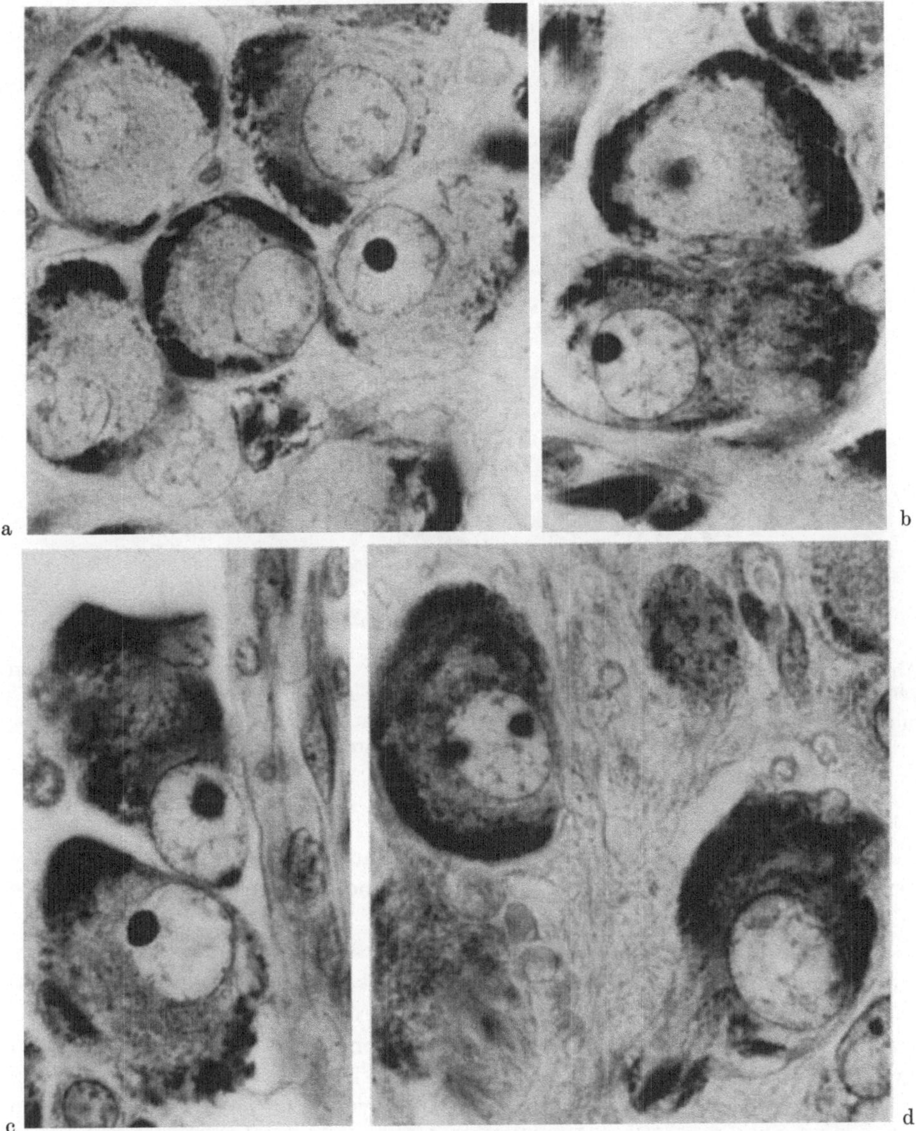

Abb. 1a—d. Nissl-Färbung neurosekretorischer Zellen einer 13 Tage durstenden Ratte. Vergr.
1200fach. a, b N.so.; c, d N.pv. a Extremer Schwund bzw. Zurückweichen der Nissl-Substanz
an den Rand des Perikaryons. b—d Zellen mit zunehmend gleichmäßiger Verteilung der
Nissl-Substanz im Perikaryon

Zellen um und bei den sezernierenden Zellen hat man den Eindruck, daß das
Konzentrationsgefälle der Neurosekretgranula vom Kern zur Peripherie des Perikaryons immer mehr zunimmt. Abb. 2 zeigt ein Beispiel für diese Entwicklung
aus dem N.so. eines Tieres, das 10 Tage gedurstet hat. Charakteristisch ist bei
beiden Zellformen wieder die Verteilung der Nissl-Substanz. Die leeren bzw.

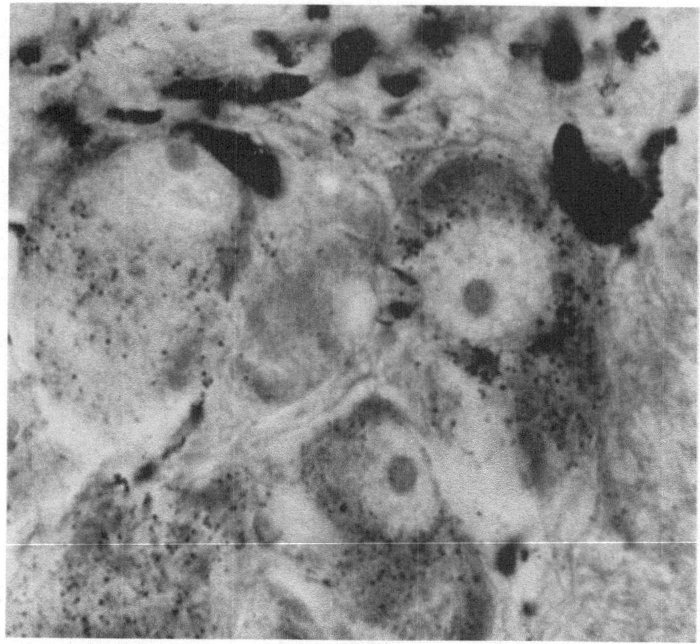

Abb. 2. Ganglienzellen aus dem N.so. nach 10 Tagen Durst. Neurosekretfärbung. Vergr. 1400fach. Eine „sezernierende" Zelle mit perinucleärer Sekretlokalisation und mehrere Zellen mit wenigen, gleichmäßig verteilten Sekretgranula. Beachte die intensiv gefärbten Herring-Körper am oberen Bildrand

schwach, aber gleichmäßig mit Neurosekret beladenen Zellen zeigen das typische Ausweichen der Nissl-Substanz (s. o.) an den Rand des Perikaryons. In den sezernierenden Zellen ist die Nissl-Substanz-freie Zone dagegen auch beim Dursttier relativ schmal.

Im Verlauf der zweiten Woche nach Trinkwasserentzug ändert sich das Neurosekretbild nur noch geringfügig. Dadurch, daß aus den nicht sezernierenden Zellen auch die letzten Granula verschwinden, werden die Gegensätze zwischen sezernierenden und leeren Zellen noch deutlicher. Das zahlenmäßige Verhältnis zwischen beiden schwankt von Tier zu Tier und innerhalb eines einzelnen Kerngebietes so stark, daß es schwer ist, über eine etwaige zeitliche Veränderung eindeutige Angaben zu machen. Es scheint jedoch so, als ob die leeren Zellen am 13. und 14. Dursttag überwiegen. Auffällig ist, daß auch zu diesem Zeitpunkt noch einige wenige Zellen in einem extremen Füllungszustand zu sehen sind. Man hat den Eindruck, daß sie an den Veränderungen, die das neurosekretorische System betreffen, gar nicht teilnehmen. Die oben erwähnten „dunklen" Zellen sieht man bei allen Tieren und in beiden Kerngebieten in wechselnder Anzahl. Sie unterliegen jedoch keinen systematischen Veränderungen. Die mit der Bockschen Methode sich deutlich darstellenden Neuriten des Tractus supraopticus-hypophyseus, die den N.so. nach dorsal-medial verlassen, verschwinden unter der Durstbelastung immer mehr; einige von ihnen sind jedoch auch nach extrem langem Wasserentzug noch zu sehen.

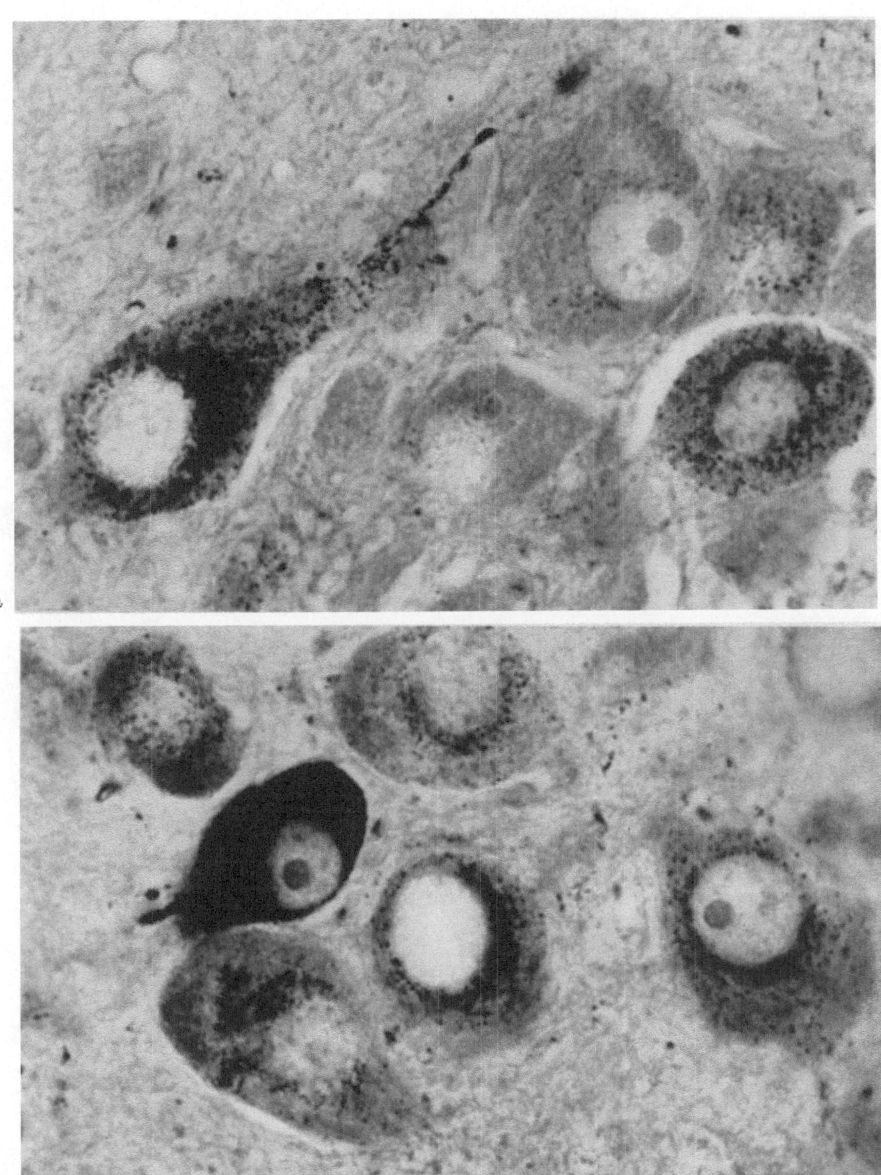

Abb. 3a u. b. Ganglienzellen aus dem N.pv. von Tieren in der Erholungsphase. Neurosekretfärbung. Vergr. 1400fach. a 2 Tage; b 3 Tage nach Wiederaufnahme der Wasserzufuhr.
Zunehmende, von der perinucleären Region ausgehende Auffüllung der Perikarya. Daneben
in a noch „leere" Zellen

Wiederaufnahme der Wasserzufuhr. 1 Tag nach Beendigung der Durstperiode
gleicht das Neurosekretbild der Kerngebiete noch weitgehend dem der Dursttiere.
Man sieht allerdings auffällig wenig sezernierende Zellen; leere Zellen überwiegen

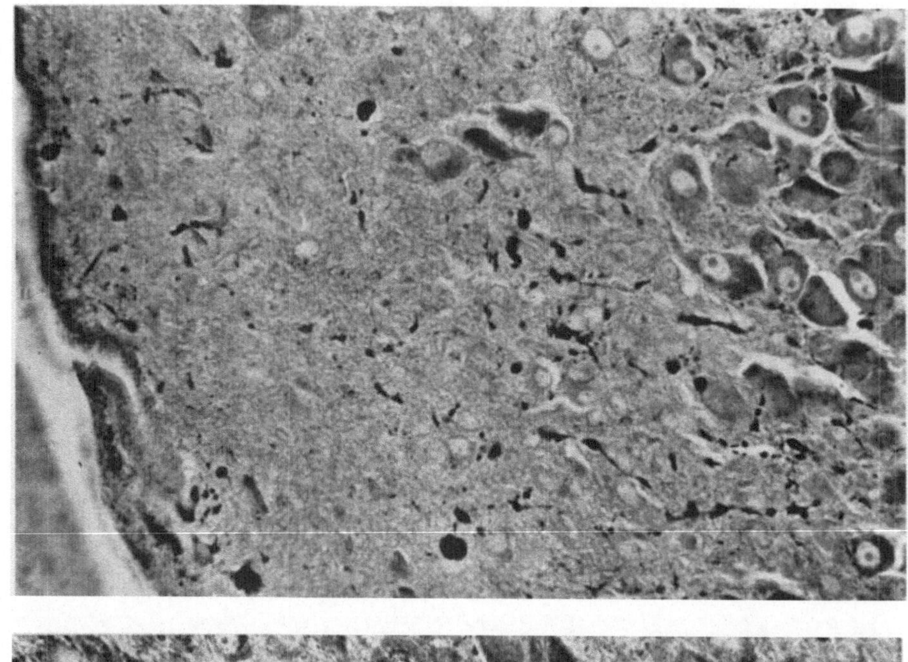

a

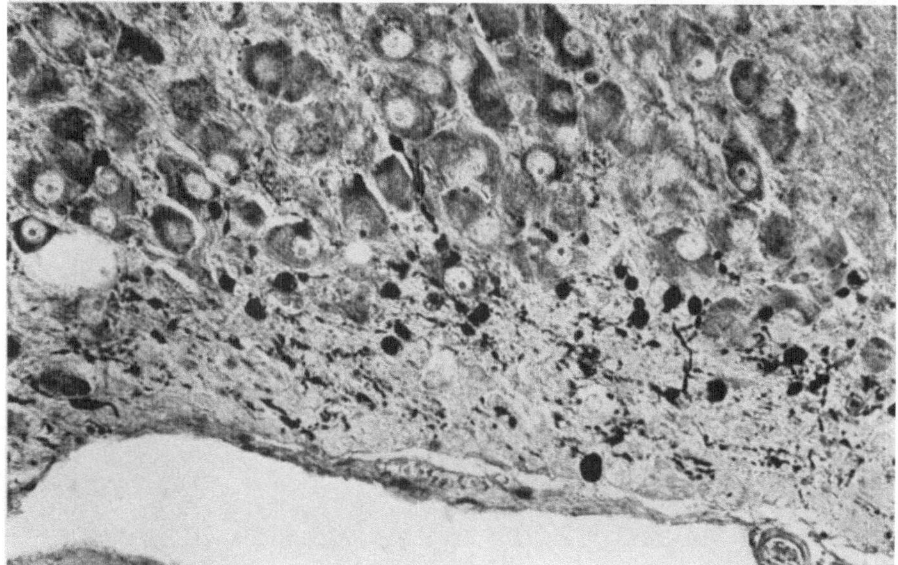

b

Abb. 4a u. b. Persistieren der Herringkörper im Bereich der Kerngebiete unter Durstbelastung und in der Erholungsphase. Neurosekretfärbung. Vergr. 350fach. a Region zwischen N.pv. und III. Ventrikel, 9 Tage Durst; b Region zwischen N.so. und basaler Hirnoberfläche, 1 Tag nach Wiederaufnahme der Wasserzufuhr

bei weitem. Schon am 2. Tag hat die Zahl der sezernierenden Zellen stark zugenommen. In ihnen sieht man jetzt in Umkehrung der für die Durstperiode beschriebenen Verhältnisse eine zunehmende Ausweitung der neurosekrethaltigen

Zone in Richtung auf die Peripherie des Perikaryons. Abb. 3a und b zeigt die zunehmende Auffüllung der Perikarya am 2. und 3. Tag nach Wiederaufnahme der Wasserzufuhr. Bereits am 4. Tag ist ein eindeutiger Unterschied zu unbelasteten Kontrolltieren nicht mehr festzustellen. Dieses steht im Gegensatz zu den Beobachtungen am Hypophysen-Hinterlappen, der selbst nach 8 Tagen den ursprünglichen Neurosekretgehalt noch nicht wieder erreicht hat. Interessant ist es auch zu beobachten, wie rasch die Zahl der anfärbbaren, in Richtung auf die Hypophyse ziehenden Neuriten wieder ansteigt. Eine deutliche Zunahme ist schon am 2. Tage zu bemerken.

Herringkörper. Besondere Aufmerksamkeit verdienen die im Bereich der Kerngebiete gelegenen Herringkörper. Bekanntlich sind Herringkörper kolbige, prall mit Neurosekret gefüllte Auftreibungen von Ausläufern der neurosekretorischen Zellen. Sie sind in geringerer Anzahl zwischen den einzelnen Perikarya zu finden, liegen in der Hauptsache jedoch in der unmittelbaren Umgebung der Kerngebiete. Regelmäßig treten sie in der schmalen Zone zwischen dem N.so. und der basalen Hirnoberfläche auf. Man sieht sie — nicht ganz so häufig — auch zwischen dem N.pv. und dem III. Ventrikel. Entgegen der Erwartung verschwinden diese Herringkörper unter der Durstbelastung nicht. Im Gegenteil: man hat eher den Eindruck, daß sie gegen Ende des Experimentes noch zugenommen haben. Massenhaft sind sie vor allem in der Erholungsphase zu sehen. Abb. 4a und b zeigt diese Gebilde im Bereich von N.pv. und N.so. nach 9 Tagen Durst bzw. 1 Tag nach Wiederaufnahme der Wasserzufuhr.

Das Verhalten der hier beschriebenen Herringkörper steht im Gegensatz zu dem der Herringkörper, die im Bereich des Tractus supraoptico-hypophyseus (Infundibulum, Neurohypophyse) auftreten. Die Zahl dieser Gebilde nimmt unter der Belastung stark ab.

Histochemisch-lichtmikroskopische Untersuchungen

Der erste Teil dieses Abschnittes gilt der Beschreibung der Reaktionen auf *hydrolytische Enzyme.* Hier sind besonders die Reaktionen auf saure Phosphatase (s. Pase) und Thiaminpyrophosphatase (TPPase) hervorzuheben, deren relativ hohe Aktivität in den neurosekretorischen Kerngebieten bekannt sind (ERÄNKÖ, 1951, s. Pase; PILGRIM, 1967, s. Pase, TPPase). Im folgenden werden wir zunächst auf den Ausfall der beiden Enzymreaktionen beim Normaltier eingehen und anschließend die Veränderungen beschreiben, die mit zunehmender Dauer der Durstbelastung und in der Erholungsphase eintreten. Eine besondere Behandlung dieser beiden Enzyme erscheint insofern zweckmäßig, als deren Veränderungen eine wichtige Stütze der nachfolgenden elektronenmikroskopischen Untersuchungsergebnisse bilden. Ebenso wie im vorhergehenden Abschnitt gilt die nachfolgende Beschreibung für die Zellen beider neurosekretorischer Kerngebiete (N.so. und N.pv.).

Saure Phosphatase, Thiaminpyrophosphatase

Normaltiere. Die Reaktion auf s.Pase nach GOMORI führt an formalinfixiertem Gewebe zu typischen, distinkten schwarzbraunen Granula. Sie sind in der Mehrzahl der Zellen in beiden Kerngebieten gleichmäßig über Perikaryon und Fortsätze (soweit zu verfolgen) verteilt. Ihnen entsprechen im TPPase-Bild Zellen, die einige dünne, mehrfach unterbrochene, in 1—2 Schichten zirkulär um den Kern angeordnete Lamellen aufweisen. In der Regel ist das übrige Perikaryon frei von TPPase-Aktivität. Bisweilen sieht man allerdings auch eine Art Netzwerk, isolierte kommaförmige Striche oder Punkte, die sich weiter ins Perikaryon hinein erstrecken. Die Peripherie des Perikaryons (Ort der Nissl-Substanz) bleibt stets fermentfrei. Demgegenüber finden sich —weniger zahlreich — Zellen mit einem kleineren kompakten Zelleib und -kern, in denen die s.Pase-Granula perinucleär stärker konzentriert sind und in Richtung auf die Peripherie des Perikaryons an Dichte rasch abnehmen (vgl. hiermit das Aussehen der „sezernierenden Zellen" nach Neurosekretfärbung, Abb. 2). Im TPPase-Bild zeigen diese Zellen konzentrisch um den Kern geschichtete, stark positive Lamellen, die ohne Unterbrechung ringsherum zu ziehen scheinen. Zwischen den beschriebenen Zelltypen gibt es fließende Übergänge.

Belastete Tiere. Nach 3 Tagen Durst ist erstmals eine Änderung des soeben beschriebenen Bildes zu sehen. Es kommt zu einer Akzentuierung der Unterschiede zwischen den beiden Zelltypen. Diese beruht vor allem darauf, daß die Zellen mit gleichmäßiger Verteilung der s.Pase-positiven Granula anschwellen, und daß in ihnen gleichzeitig die Zahl der Granula abnimmt. Das Cytoplasma dieser Zellen zeigt Vacuolenbildung. Außerdem kommt es zu einem zunehmenden Zerfall der TPPase-positiven Lamellen und einer gleichmäßigen Verteilung der Bruchstücke im ganzen Perikaryon. Unsicher ist, ob aus diesen Bildern auf eine Abnahme der gesamten s.Pase- und TPPase-Aktivität der Zelle geschlossen werden kann. Das beschriebene Erscheinungsbild soll in folgendem als Zelltyp II bezeichnet werden. Sehr deutlich hebt sich davon die schon beim Normaltier beschriebene Zellform mit perinucleärer Lokalisation der beiden Enzyme ab. Sie haben jedoch gegenüber den Kontrollen an Zahl stark zugenommen. Wir möchten sie nunmehr im Gegensatz zu der oben beschriebenen Zellform als Typ I bezeichnen.

Bei der extremen Vacuolisierung des Cytoplasma der Typ II-Zellen dürfte es sich um einen, durch die Wässerung des Materials nach der Fixierung bedingten Artefakt handeln, da die Vacuolen nach Spülen in 0,25 m Saccharose-Lösung nicht auftreten. Trotzdem bleibt der Tatbestand, daß die Artefaktbildung nur in den Typ II-Zellen, nicht aber in den Typ I-Zellen auftritt.

Bis zum 6. Tag nach Beginn des Experimentes prägen sich die Typ II-Zellen noch stärker aus. In ihnen wird die s.Pase- und TPPase-Reaktion immer schwächer. Abgesehen von einzelnen Typ II-Zellen mit (schwacher) perinucleärer TPPase-Reaktion sind Zwischenformen kaum noch zu beobachten. Die Zahl der Typ I-Zellen steigt weiter stark an.

Etwa vom 7.—8. Tage der Durstbelastung an ändert sich das Erscheinungsbild der einzelnen Zelltypen nicht mehr wesentlich. Das Verhältnis von Typ I- zu Typ II-Zellen bleibt bis zum 12. Tage einigermaßen konstant und verhält sich etwa wie 1:1. Es ist jedoch schwierig, hier genauere Angaben zu machen, da die beiden Zelltypen sehr ungleichmäßig über die Kerngebiete verteilt sind. Vom 13. Tage an verschiebt sich das Verhältnis allerdings eindeutig zugunsten des Typs II. Abb. 5a—c zeigt die beschriebenen Typ I- und Typ II-Zellen bei Tieren verschiedener Versuchsstadien.

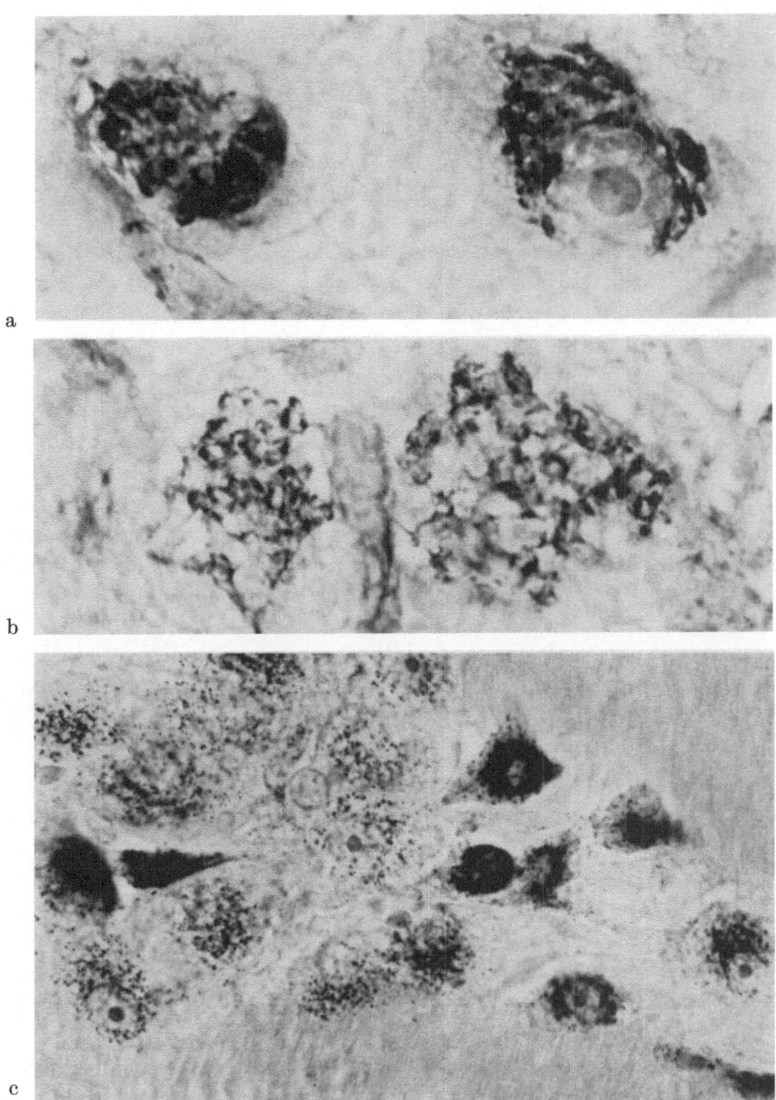

Abb. 5a—c. Reaktion auf TPPase und s.Pase in den neurosekretorischen Kerngebieten von
Ratten unter Durstbelastung und in der Erholungsphase. a, b TPPase, N.so., 14 Tage Durst,
Vergr. 1400fach; c s.Pase, accessorische Zellen im Bereich des Chiasma opticum, 3 Tage nach
Wiederaufnahme der Wasserzufuhr, Vergr. 480fach. a Typ I-Zellen mit starker, perinucleär
lokalisierter Enzymaktivität; b Typ II-Zellen mit schwächerer, gleichmäßig im Perikaryon
verteilter Enzymaktivität; c Typ I- und Typ II-Zellen sind zu ungefähr gleichen Teilen
vertreten

Aufgrund der erheblichen Zunahme der stark s.Pase- und TPPase-positiven
Typ I-Zellen gewinnt man den Eindruck, daß auch die gesamte Enzymaktivität
der Kerngebiete unter der Durstbelastung ansteigt. Es bleibt jedoch eine gewisse
Unsicherheit in der Beurteilung, da — wie beschrieben — die absolute Höhe der
Enzymaktivität in den Typ II-Zellen visuell nur schwer festgestellt werden kann.

Interessant ist in diesem Zusammenhang, daß bei der Darstellung der s.Pase mit der Azo-Kupplungsmethode eine Enzymaktivierung unter der Belastung ausbleibt. Das mag damit zusammenhängen, daß bei dieser Methode die Unterteilung der Kerngebiete in zwei verschiedene Zelltypen nicht so deutlich ist.

Erholungsphase. Während bei den Dursttieren die Veränderungen des s.Pase- und des TPPase-Bildes parallel gehen, finden wir nach Beendigung der Durstperiode ein unterschiedliches Verhalten der beiden Enzymreaktionen. Verglichen mit den Dursttieren zeigt die s.Pase in Verteilung und Aktivität keinerlei Veränderungen (Abb. 5c). Ihre Aktivität bleibt bis zum Ende der Beobachtungsperiode (8 Tage) erhöht. Typ I- und Typ II-Zellen sind nach wie vor zu beobachten. Dagegen nimmt die Aktivität der TPPase vom 1. Tag nach Wasserzufuhr an in den weitaus meisten Zellen so stark ab, daß sie unter derjenigen der Kontrolltiere liegt. Trotzdem hat sie eine vorwiegend perinucleäre Lokalisation. Auffällig ist besonders am 3. Tag ein Zerfall der in der Regel (s.o.) zusammenhängenden Lamellen in einzelne tüpfel- und punktförmige Reaktionen. Zusammenhängende Lamellen bilden sich aber bereits am folgenden Tag wieder aus. Insgesamt hat sich das TPPase-Bild am 4.—5. Tag normalisiert. Erwähnt werden muß noch, daß bei allen Versuchsstadien eine Reihe von kräftig positiven, charakteristischen Typ I-Zellen neben den vorgenannten Zellformen bestehen bleibt.

Andere hydrolytische Enzyme

Im Hinblick auf eine weitere Charakterisierung der Enzymaktivität der Lysosomen wurde versucht, neben der s.Pase und TPPase in den neurosekretorischen Zellen noch weitere hydrolytische Enzyme darzustellen.

Die Reaktion auf *5′-Nucleotidase* fällt bei pH 7,2 praktisch negativ aus. Dagegen ist die Enzymaktivität bei pH 5,0 so stark, daß die Inkubationsdauer auf 15 min verkürzt werden mußte. Auch bei dieser kurzen Inkubationszeit machen sich bei dem niedrigen pH deutliche Diffusionserscheinungen bemerkbar. In durstaktivierten Zellen kommt es im sauren sowie im neutralen Bereich zu einer erheblichen Aktivierung des Enzyms. Auch bei pH 7,2 wird jetzt ein deutlicher Niederschlag gefunden. Hinsichtlich Lokalisation und Art des Niederschlages gleicht der Ausfall der Reaktion weitgehend derjenigen auf s.Pase. Typ I- und Typ II-Zellen sind bei Dursttieren gut zu unterscheiden.

Die Darstellung von *Sulfatase* ergibt beim Kontrolltier nur in einzelnen Zellen eine positive Reaktion. Sie fällt im Gegensatz zu den vorgenannten Enzymen diffus aus. Erheblich übertroffen wird die geringe Aktivität der neurosekretorischen Zellen von der kräftigen Reaktion in den Pericyten der Gefäße. Beim Dursttier findet sich eine gewisse Erhöhung der Gesamtaktivität der Kerngebiete, da die an Zahl zunehmenden Typ I-Zellen kräftig positiv reagieren. Die Typ II-Zellen sind vollkommen negativ.

Bei der Reaktion auf *β-Glucuronidase* stellen sich die neurosekretorischen Zellen ebenfalls deutlich dar. Allerdings ist die Reaktionsintensität wiederum geringer als in den Pericyten. Der Niederschlag ist diffus. Es findet sich keine eindeutige Aktivierung des Enzyms unter der osmotischen Belastung.

Die Reaktion auf *E 600-resistente Esterase* fällt in den Perikarya von Normaltieren kräftig positiv aus. Während der Ausfall der Reaktion ohne Zusatz eines Hemmers diffus und hauptsächlich im Bereich der Nissl-Substanz lokalisiert ist, zeigt die Aktivität der E 600-resistenten Esterase eine ausgesprochene perinucleäre und granuläre Lokalisation. Um letzte diffuse Komponenten des Niederschlages zu beseitigen, muß die Konzentration des Hemmers auf 5×10^{-5} Mol erhöht werden. Im Gegensatz zu den übrigen von uns untersuchten Enzymen nimmt die Aktivität der E 600-resistenten Esterase unter der Durstbelastung ab.

Dieser letzte Befund wird gestützt durch die *Simultandarstellung von s.Pase und Esterase*. Da bei dieser Methode das für die Darstellung der Esterase verwendete Substrat und der Kuppler (Naphthol-AS-D-acetat und Fast Blue BB) zu einem blauen Reaktionsprodukt führen, ergibt sich zusammen mit dem roten Reaktionsprodukt der sauren Phosphatase ein violett gefärbter Niederschlag, dessen Tönung sich je nach der Aktivitätsrelation der beiden Enzyme entweder nach rot oder nach blau verschieben kann. Beim Normaltier überwiegen die Blautöne, obwohl es hier zwischen einzelnen Zellen durchaus Unterschiede geben kann. Unter der Belastung kommt es zu einer auffallenden Verschiebung des Farbtones in den Rotbereich. Viele Zellen lassen eine blaue Komponente sogar vollkommen vermissen. Typ I- und Typ II-Zellen sind von dieser Veränderung in gleicher Weise betroffen. Absolut genommen, scheint dieser Farbumschlag im wesentlichen durch eine Verminderung der Esteraseaktivität zustande zu kommen. Eine Art „doppelter" Kontrolle besitzen wir hier wieder in den Pericyten, die sowohl beim normalen als auch beim durstenden Tier sehr kräftig blau reagieren (ohne Rotkomponente).

PAS-Reaktion

Die Ergebnisse der PAS-Reaktion sollen an dieser Stelle besprochen werden, da wir aufgrund ihrer Lokalisation innerhalb der Zelle annehmen müssen, daß das PAS-positive Material ebenfalls in Lysosomen enthalten ist. Eine schwache, aber deutliche perinucleäre Rotfärbung zeigen nur die Typ I-Zellen. Dieses gilt auch für die schon bei Normaltieren andeutungsweise vorhandenen derartigen Zellformen. Typ II-Zellen sind PAS-negativ.

Der zweite Teil der histochemischen Untersuchungen befaßt sich mit einigen *oxydativen Enzymen*. Hier verdient das Verhalten der Glucose-6-phosphat-Dehydrogenase (G-6P-DH) besondere Aufmerksamkeit, da sie eine relative Spezifität für die neurosekretorischen Zellen besitzt (PILGRIM, 1967). Dieses Enzym verhält sich unter der Belastung prinzipiell anders als die vorher beschriebenen Enzyme.

G-6P-DH

Der charakteristische Ausfall der Reaktion auf G-6P-DH beim Normaltier besteht darin, daß auf allen Schnitten durch die Kerngebiete immer einige Zellen mit überdurchschnittlich hoher G-6P-DH-Aktivität zu sehen sind. Unter der funktionellen Belastung kommt es zu einer Zunahme dieser stark positiven Zellen. Diese Veränderung ist erstmals am 3. Tag eindeutig festzustellen. Die Aktivitätssteigerung nimmt etwa bis zum 8. Tage zu. In diesem Zeitpunkt ist eine fast uniforme Anfärbung beider Kerngebiete zu beobachten (vgl. Abb. 6a mit 6b). Verteilung und Intensität der Reaktion unterliegen bei länger durstenden Tieren keinen Veränderungen. Überraschenderweise normalisiert sich die G-6P-DH-Reaktion bereits 24 Std nach Wiederaufnahme der Wasserzufuhr wieder völlig.

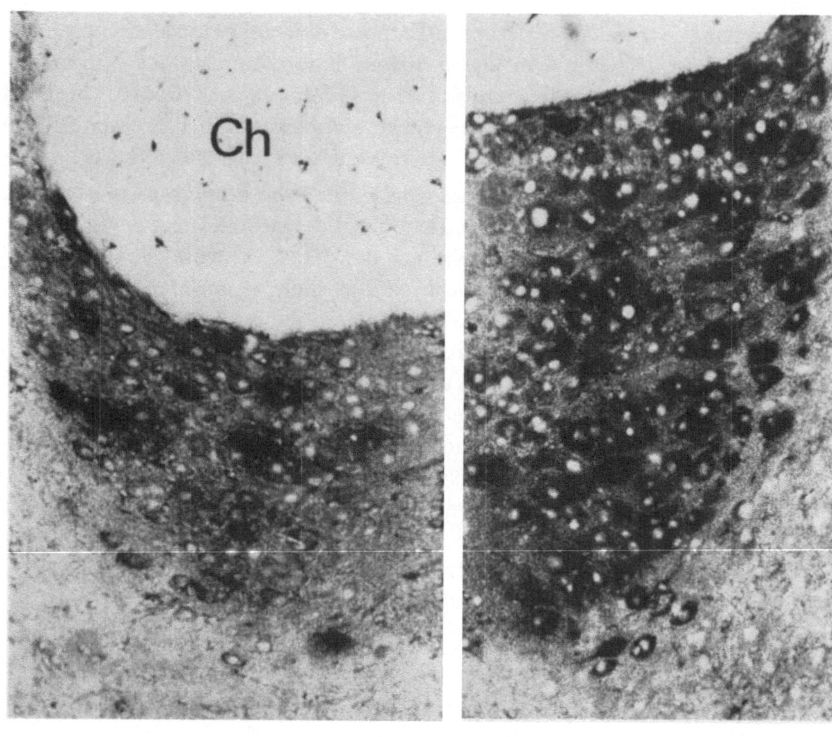

a   b

Abb. 6a u. b. Reaktion auf Glucose-6-phosphatdehydrogenase im N.so., Vergr. 140fach. a Kontrolltier; b nach 8 Tagen Durst. Die Zunahme der Gesamtaktivität des Kerngebietes ist auf eine Zunahme der stark positiven Zellen zurückzuführen, die auch beim Kontrolltier in geringer Zahl schon vorhanden sind. *Ch* Chiasma opticum

Lactatdehydrogenase (LDH), Succinodehydrogenase (SDH)

Die Enzyme LDH und SDH zeigen keine histochemisch feststellbare Aktivitätserhöhung in aktivierten neurosekretorischen Zellen.

Autoradiographische Untersuchungen

Versuche mit H^3-Phenylalanin

Ziel der Untersuchung ist es, die Eiweiß-Umsatzrate der Zellen des N.so. unter Durstbelastung zu messen. Die theoretischen Voraussetzungen, unter denen dieses autoradiographisch möglich ist, wurden bereits im Abschnitt ,,Material und Methoden'' erörtert.

Die Tabelle und Abb. 7 geben das mittlere Verhalten der Zellen bei den einzelnen Tieren wieder. Spalte III zeigt zunächst die gemessene mittlere Silberkorndichte über den Zellkernen, umgerechnet auf 5 Tage Expositionszeit. Die Werte schwanken zwischen den einzelnen Tieren stark, liegen aber insgesamt bei den Dursttieren höher als bei den Kontrollen. Bei den Tieren, die 11 Tage gedurstet haben, betragen die Korndichten im Mittel das 2,5fache der Normalwerte. Diese

Erhöhung der Korndichte ist teilweise dadurch bedingt, daß allen Tieren — trotz Gewichtsunterschieden — die gleiche Aktivitätsmenge injiziert wurde. Dadurch haben die leichteren Dursttiere — umgerechnet auf das Gramm Körpergewicht — eine höhere Dosis erhalten als die Kontrolltiere. Korrigiert man die gemessenen Korndichten aufgrund der Gewichtsverhältnisse, bleibt nach wie vor eine deutliche — wenn auch niedrigere — Differenz zwischen Durst- und Kontrolltieren bestehen. Aus dieser Differenz darf jedoch nicht ohne weiteres auf eine entsprechende Erhöhung der Eiweiß-Umsatzrate geschlossen werden. Vielmehr muß nach den Ausführungen auf S. 11f. geprüft werden, inwieweit die Erhöhung der Korndichte auf eine Zunahme der spezifischen Aktivität der freien Aminosäure

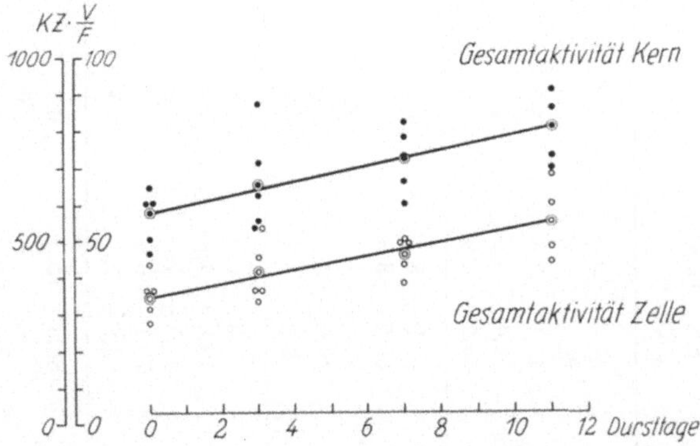

Abb. 7. Zunahme der mittleren H^3-Aktivität des gesamten Zellkerns (Spalte VI, Tabelle) und der gesamten Zelle (Spalte IX, Tabelle) im N.so. nach Injektion von H^3-Phenylalanin in Abhängigkeit von der Dauer der Durstbelastung. Auf der Ordinate sind die korrigierten Korndichten, multipliziert mit dem Volumen, aufgetragen (Kornzahl/Fläche × Volumen). Jeder Punkt bzw. Kreis entspricht einem Tier. Die errechneten Mittelwerte sind mit einem zweiten Kreis umgeben

zurückgeführt werden kann. Darüber gibt die Messung der Aminosäure-Inkorporation in einem Referenzorgan (hier: Leber) Auskunft (s. S. 11). Die Ergebnisse sind in Spalte IV der Tabelle in μC/g trockenen entparaffinierten Lebergewebes eingetragen. Es wurde nun ein Kontrolltier (in diesem Falle das dritte von oben in der Tabelle) als Bezugstier herausgegriffen. Die gemessenen Korndichten aller übrigen Tiere (Spalte III) wurden durch den Quotienten aus der H^3-Aktivität der Leber des betreffenden Tieres und der des Bezugstieres dividiert. Nach dieser Korrektur bewegen sich die nucleären Korndichten — unabhängig von der Dauer der Durstbelastung — in der gleichen Höhe (Spalte V). Daraus entnehmen wir, daß die *Zunahme der gemessenen Korndichten unter der Durstbelastung lediglich Folge einer entsprechenden Erhöhung der spezifischen Aktivität der freien Aminosäure* ist. Sie ist *nicht* bedingt durch eine Erhöhung der Eiweiß-Umsatzrate pro Volumeneinheit des Zellkerns.

Anders ist es jedoch, wenn man die Eiweiß-Umsatzrate des gesamten Zellkerns betrachtet. Aus den korrigierten Korndichten der Spalte V wurde durch Multiplikation mit dem jeweiligen Kernvolumen die mittlere Aktivität des gesamten Kernes in Spalte VI errechnet. Diese Werte zeigen mit wachsender Belastung der

Tabelle. *Mittleres Verhalten des Eiweiß-Stoffwechsels in den Zellen des N. supraopticus unter osmotischer Belastung. Erläuterung s. Text S. 24 ff*

I Dursttage	II Gewicht bei Injektion (g)	III SKD/Kern gemessen (SKZ/μ^2)	IV Aktivität Leber $(\mu C/g)$	V SKD/Kern korrigiert (SKZ/μ^2)	VI Aktivität ges. Kern (SKD (korr.) x Vol.)	VII SK_{cyt}/SK_k	VIII Aktivität ges. Cytoplasma	IX Aktivität ges. Zelle
Kontrollen	312	0,109	53,60	0,103	$57,4 \pm 4,2$	4,8	275,5	332,9
	338	0,093	49,55	0,095	$66,1 \pm 6,8$	5,1	337,1	403,2
	316	0,094	50,45	0,094	$47,1 \pm 7,4$	5,0	235,5	282,6
	345	0,068	38,13	0,090	$57,4 \pm 4,9$	4,7	269,8	327,2
	314	0,071	45,05	0,080	$43,4 \pm 4,6$	4,6	199,6	243,0
3 Tage	268	0,161	88,29	0,092	$67,9 \pm 8,1$	5,2	353,2	421,1
	274	0,127	81,31	0,079	$50,5 \pm 3,3$	5,5	277,8	328,3
	298	0,139	59,45	0,118	$83,8 \pm 7,3$	5,0	419,1	502,9
	291	0,141	86,49	0,082	$49,5 \pm 4,8$	5,0	247,7	297,2
	290	0,148	82.16	0,091	$59,4 \pm 4,8$	4,5	267,4	326,8
7 Tage	225	0,173	106,53	0,082	$69,8 \pm 6,6$	5,6	391,0	460,8
	224	0,189	91,89	0,104	$79,0 \pm 7,8$	4,8	379,0	458,0
	268	0,133	77,02	0,087	$56,7 \pm 7,6$	5,2	294,8	351,5
	262	0,138	83,78	0,083	$75,1 \pm 6,9$	5,2	390,5	465,6
	248	0,195	96,58	0,102	$63,2 \pm 7,3$	5,4	341,3	404,5
11 Tage	210	0,267	114,41	0,118	$88,4 \pm 15,9$	6,4	565,8	654,2
	235	0,249	122,52	0,103	—a	5,6	—	—
	227	0,243	118,92	0,112	$65,9 \pm 10,5$	5,4	355,6	421,5
	254	0,178	87,39	0,103	$82,8 \pm 14,5$	5,9	488,2	571,0
	198	0,155	97,75	0,080	$69,6 \pm 7,6$	5,4	376,0	445,6

a Bestimmung der Aktivität des gesamten Kernes nicht möglich, da Nervenzellen im Bereich des N.so. stark geschrumpft.

Zellen eine deutliche Zunahme. Dieses Verhalten wird auch durch die obere Kurve in Abb. 7 verdeutlicht. Wir entnehmen daraus als weiteres Ergebnis, daß *der Zellkern als Ganzes auf die gesteigerte funktionelle Anforderung mit einer Erhöhung der Eiweiß-Umsatzrate reagiert.* Diese liegt nach 11 Tagen Durst im Mittel um 44% höher als die Ausgangswerte. *Die Zelle erreicht diese Leistung jedoch nur durch eine entsprechende Vergrößerung des Kernvolumens.*

Wie steht es nun mit dem Eiweiß-Umsatz der gesamten Zelle? Mißt man das Verhältnis der H^3-Aktivität im gesamten Cytoplasma zu der aller Kerne (Quotient SK_{cyt}/SK_k, Spalte VII der Tabelle), so findet man, daß mit einer Ausnahme alle Werte in dem engen Bereich zwischen 4,5 und 6 liegen. *Die H^3-Aminosäure-Inkorporation im Perikaryon der neurosekretorischen Zelle* (Spalte VIII) *ist also ungefähr fünfmal größer als im Kern.* (Die Fortsätze der Zelle werden bei unserem Verfahren nicht berücksichtigt.) Dieser Wert nimmt unter der Belastung nur unwesentlich zu. Daraus kann man schließen, daß *die H^3-Aminosäure-Inkorporation und damit die Eiweiß-Umsatzrate des gesamten Perikaryons im wesentlichen um den gleichen Faktor ansteigt wie die nucleäre Eiweiß-Synthese.* Dieses trifft folglich auch für den Eiweiß-Umsatz der gesamten Zelle zu (Tabelle, Spalte IX; Abb. 7, untere Kurve). Nicht entscheiden können wir, ob die sicher ebenfalls vorhandene Volumenzunahme der ganzen Zelle das gleiche Ausmaß hat wie die des Kernes, oder ob eine Änderung der cytoplasmatischen Korndichte vorliegt. Wie man aus den Abb. 8a und b entnehmen kann, ist mit auffälligen Änderungen der cytoplasmatischen Korndichte unter der funktionellen Belastung jedoch sicher nicht zu rechnen.

In den Abb. 9a—c und 10a und b sind Häufigkeitsverteilungen der Kornzahlen über den Kernen der N.so.-Zellen einzelner Tiere wiedergegeben. Selbst wenn ale Kerne des gleichen Tieres die gleiche Eiweiß-Umsatzrate hätten, könnten wegen des statistischen Charakters des radioaktiven Zerfalls keine konstanten Kornzahlen erwartet werden. Die Kornzahlen müßten vielmehr einer Poisson-Verteilung folgen (Einzelheiten s. bei MAURER, 1959). Es wurde deshalb versucht, den gemessenen Verteilungskurven geeignete Poisson-Kurven anzupassen, die nach der Formel $p_n = \dfrac{m^n}{n!} \cdot e^{-m}$ ($m =$ angenommener „wahrer" Mittelwert, $p_n =$ Wahrscheinlichkeit, mit der die jeweilige Kornzahl n vertreten ist) errechnet und in punktierter Form in die Abbildungen eingetragen wurden. Wegen der unterschiedlichen Korndichten der Autoradiogramme sind die absoluten Kornzahlen in den Abb. 9c und 10a und b untereinander und mit den Abb. 9a und b nicht unmittelbar vergleichbar. Der Vergleich wird jedoch möglich, wenn man davon ausgeht, daß die unterschiedlichen Korndichten nicht auf reellen Unterschieden der Eiweiß-Syntheserate beruhen. Unter dieser Voraussetzung ist es erlaubt, die Abszissenmaßstäbe der Abb. 9c bzw. 10a und b entsprechend dem Verhältnis der gemessenen Korndichten (Tabelle, Spalte III) und der Expositionszeiten der Autoradiogramme gegenüber den Abb. 9a und b vergrößert bzw. verkleinert darzustellen. Die absolute Position der mit m_1 bzw. m_2 bezeichneten Pfeile ist dann aufgrund dieser Maßstabveränderungen innerhalb der Abb. 9c und 10a und b und mit der Lage von m in den Abb. 9a und b vergleichbar.

Abb. 9a und b zeigt zunächst die bei 2 Kontrolltieren gemessenen Verteilungen. Die Übereinstimmung mit der theoretisch zu erwartenden Poisson-Ver-

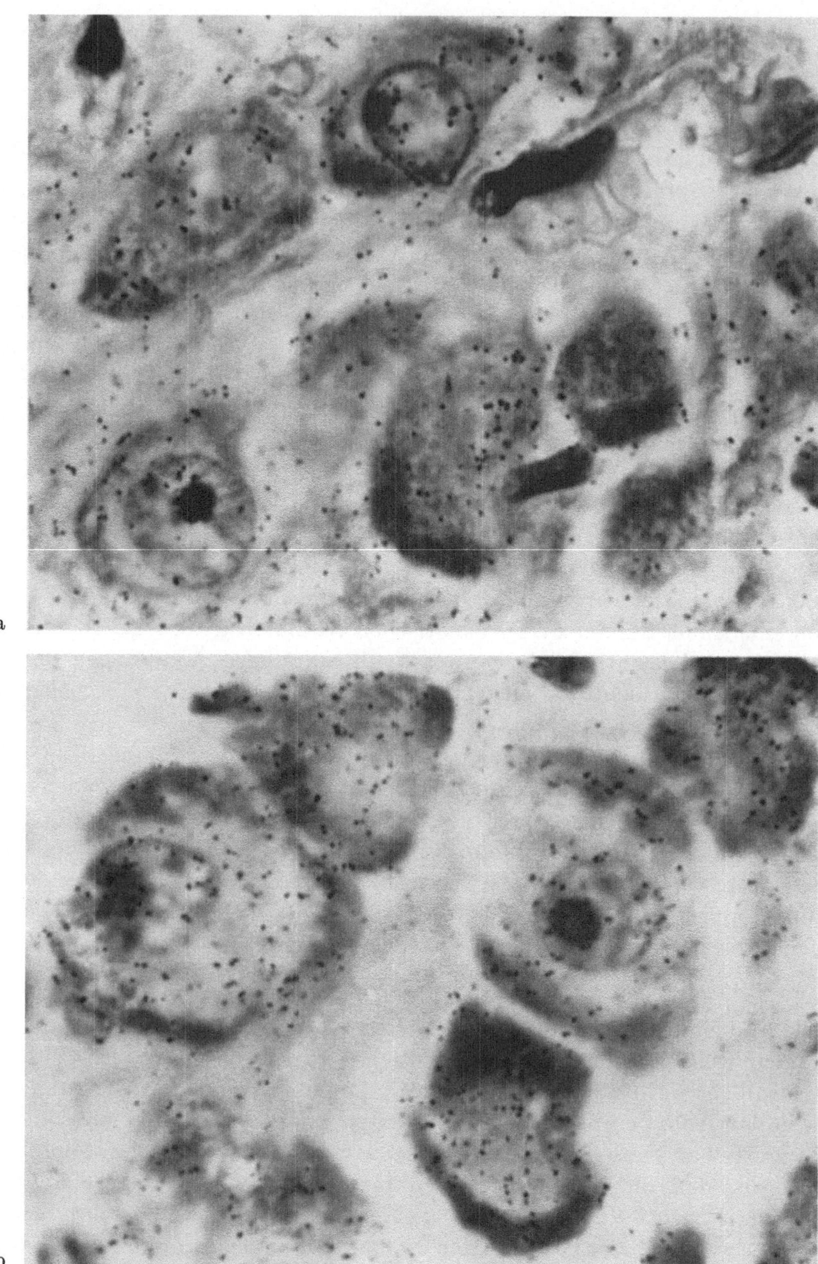

Abb. 8a u. b. Autoradiogramme des N.so. eines Kontrolltieres (a) und nach 11 Tagen Durst (b). H³-Phenylalanin. Vergr. 1400fach. Die Expositionszeit war bei b kürzer als bei a. Trotz erheblicher Volumenvergrößerung der Zellen ist die Verteilung der Silberkörner über Kern und Cytoplasma etwa gleich. Die zwischen den Zellen liegenden Körner geben die Aktivität des Neuropils wieder und sind nicht als Nulleffekt anzusehen.

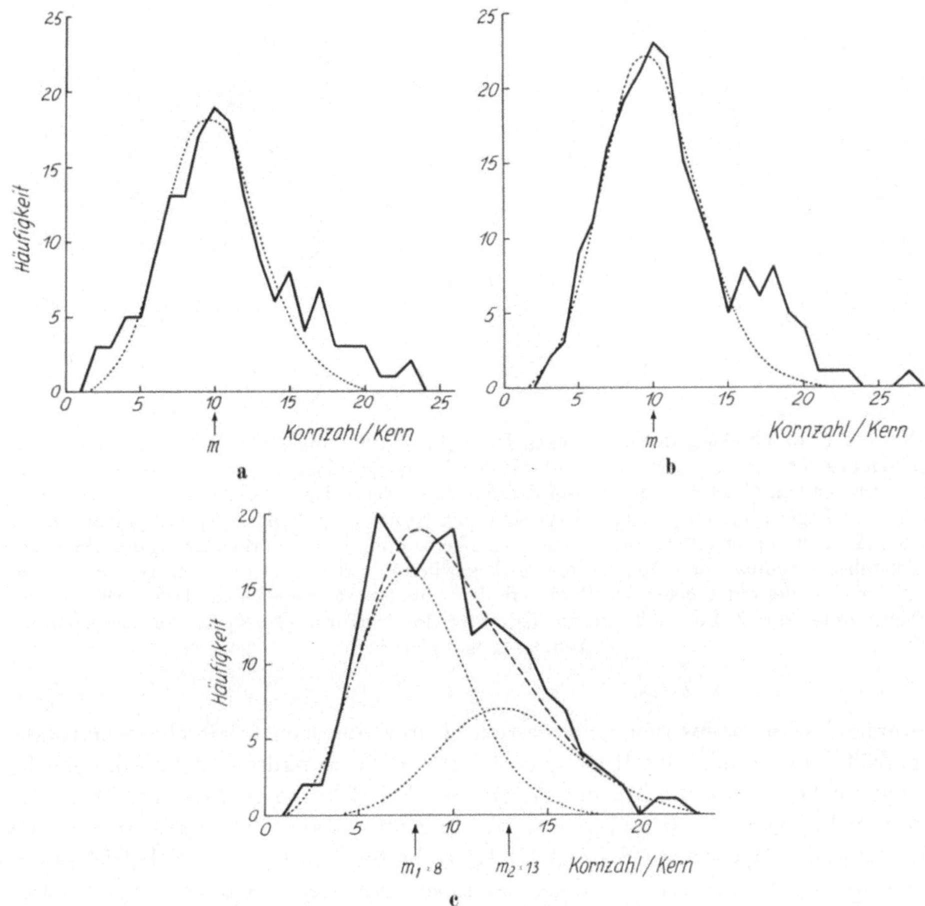

Abb. 9a—c. Vergleich der gemessenen Häufigkeitsverteilung der Kornzahlen über Zellkernen des N.so. (ausgezogene Kurven) mit den für das jeweilige,, wahre" Mittel zu erwartenden, theoretischen Poisson-Verteilungen (punktierte Kurven). H³-Phenylalanin, Kontrolltiere. In a und b wird die gemessene Verteilung durch eine Poissonkurve ($m = 10$) ausreichend beschrieben. In c sind mindestens zwei Poissonkurven notwendig ($m_1 = 8$, $m_2 = 13$). Die durch Summation der beiden Poissonkurven entstandene theoretische Verteilung ist gestrichelt wiedergegeben. Durch die Vergrößerung des Abszissenmaßstabes in c (Einzelheiten s. Text) gelangt m_1 an die gleiche Stelle wie m in a und b

teilung ist überraschend gut. Es findet sich nur jeweils rechts eine kleine Schulter, die Kerne mit „zu großen" Kornzahlen enthält. Diese Schulter verdient unsere weitere Aufmerksamkeit. Mit Abb. 9c haben wir ein anderes Kontrolltier herausgegriffen, bei dem die gemessene mittlere Aktivität des gesamten Kernes deutlich nach oben herausfällt (2. Tier in der Tabelle). Hier ist die Verteilung der Kornzahlen erheblich breiter als erwartet. Wir haben deshalb versucht, der gemessenen Kurve zwei Poissonkurven mit zwei gegeneinander verschobenen Mittelwerten m_1 und m_2 zu unterlegen. Die sich aus der Addition der beiden Kurven ergebende

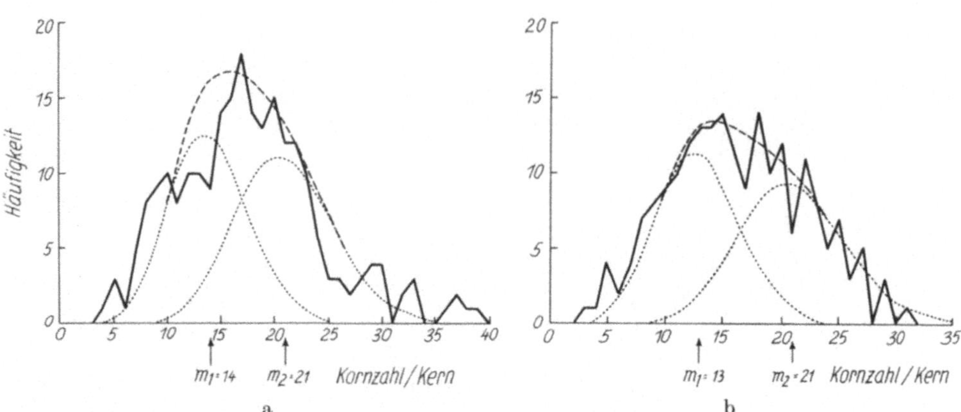

Abb. 10a u. b. Vergleich der gemessenen Häufigkeitsverteilungen der Kornzahlen über Zellkernen des N.so. (ausgezogene Kurven) mit den für das jeweilige „wahre" Mittel (m_1 bzw. m_2) zu erwartenden, theoretischen Poisson-Verteilungen (punktierte Kurven). H^3-Phenylalanin. a Nach 7 Tagen; b nach 11 Tagen Wasserentzug. Gestrichelte Kurve: durch Summation der beiden Poissonkurven entstandene theoretische Verteilung. Durch Verkleinerung des Abszissenmaßstabes gegenüber den Abb. 9a und b (Einzelheiten s. Text) ist die Lage von m_1 und m_2 mit der Lage der entsprechenden Punkte in den Abb. 9a—c vergleichbar. Das Verhältnis der Fläche unter der 2. Poissonkurve zu der unter der 1. Kurve (F_2/F_1) ist im Vergleich zur Abb. 9c größer geworden

Summenkurve ist gestrichelt dargestellt. Durch die oben besprochene Maßstabvergrößerung kommt der Mittelwert der ersten Poissonkurve (m_1) an die gleiche Stelle zu liegen wie die Mittelwerte in den Abb. 9a und b. Der Mittelwert der zweiten Poissonkurve (m_2) liegt bei einer ungefähr 1,6mal höheren Kornzahl. Die Flächen unter den beiden Kurven (F_1/F_2) verhalten sich wie ca. 1,8:1. Die gemessene Kurve ist mit der Annahme vereinbar, daß sich bei diesem Kontrolltier neben der auch bei den beiden anderen Kontrolltieren vorhandenen Population von Zellkernen eine weitere Population findet, die ungefähr halb so groß ist und eine um das 1,6fache höhere Kornzahl aufweist.

Ähnliche Verhältnisse finden wir bei den beiden Dursttieren in Abb. 10a und b. Auch hier sind die gemessenen Verteilungen mit der Annahme von mindestens zwei nach Poisson verteilten Populationen von Zellkernen vereinbar. Durch die in diesen beiden Fällen durchgeführte Maßstabverkleinerung ist es auch hier möglich, m_1 wieder an der gleichen Stelle anzunehmen wie in den Abb. 9a—c. m_2 liegt dann in Abb. 10a um das 1,5fache, in Abb. 10b um das 1,6fache höher. Der einzige Unterschied gegenüber dem Kontrolltier in Abb. 9c ist eine Differenz im Größenverhältnis der beiden Populationen. F_1/F_2 verhält sich in Abb. 10a wie 0,9:1 und in Abb. 10b wie 1:1. Unsere Kornzählungen machen also wahrscheinlich, daß *sowohl beim unbelasteten* Tier (angedeutet in Abb. 9a und b, sehr deutlich in Abb. 9c) *als auch beim Dursttier im N.so. zwei Populationen von Zellkernen vorhanden sind, die sich in der Höhe des Eiweiß-Umsatzes unterscheiden.* Die Erhöhung der mittleren Kernaktivität (Spalte VI in der Tabelle) *unter Durstbelastung* kommt offenbar dadurch zustande, daß *die zweite Population auf Kosten der ersten an Umfang zunimmt.*

Versuche mit H^3-Cystin

Mit H^3-Cystin wurden lediglich orientierende Untersuchungen an zwei normalen und zwei 11 Tage durstenden Ratten durchgeführt. Es interessierte uns das Verhältnis der cytoplasmatischen zur nucleären Inkorporation (SK_{cyt}/SK_k). Die Werte sind 6,3 und 5,9 für die Kontrollen und 6,9 und 7,5 für die Dursttiere. Wie in der Tabelle hat man den Eindruck, daß das Verhältnis SK_{cyt}/SK_k unter der Belastung geringfügig ansteigt. Wichtiger erscheint uns jedoch, daß die Werte entgegen unseren Erwartungen insgesamt nur unwesentlich über den nach Gabe von H^3-Phenylalanin ermittelten liegen.

Elektronenmikroskopische Beobachtungen

Zu Beginn werden die ultrastrukturellen Details der neurosekretorischen Zelle — soweit sie für unsere Untersuchungen von Bedeutung sind — beschrieben. Dabei brauchen zunächst nicht die Unterschiede zwischen Kontrolle und Experiment berücksichtigt zu werden, da die einzelnen Strukturelemente sowohl beim Normaltier als auch unter experimentellen Bedingungen beobachtet werden können. Die Unterschiede zwischen normalen und belasteten Tieren beruhen im wesentlichen auf Differenzen in der Häufigkeit, mit der die einzelnen Elemente vertreten sind, und auf Unterschieden ihrer Verteilung innerhalb des Perikaryons. Hierauf wird gesondert eingegangen (s. S. 43ff.).

Endoplasmatisches Reticulum (ER)

Das granulierte ER ist in der neurosekretorischen Zelle in der Regel ungleichmäßig verteilt. Es konzentriert sich auf die mehr peripher gelegenen Abschnitte des Perikaryons und läßt eine perinucleäre Zone frei. Entsprechend dem im Lichtmikroskop sichtbaren Nissl-Substanz-freien Hof finden sich dort nur wenige mit Ribosomen besetzte Membranen und einige freie Ribosomen. Die perinucleäre Zone ist meist oval geformt und der Zellkern nimmt in ihr eine exzentrische Lage ein.

Die Doppellamellen des granulierten ER lassen eine gewisse Orientierung parallel zueinander und zur Zelloberfläche erkennen. Diese Anordnung ist allerdings häufig infolge starker Verzweigung und Anastomosenbildung nicht sehr ausgeprägt. Die Weite des intrazisternalen Raumes beträgt nach Perfusionsfixierung ca. 500 Å, zeigt jedoch nach Immersionsfixierung in OsO_4 streckenweise starke Erweiterungen.

Glattes ER. An der Grenze zum perinucleären Hof verliert das ER mehr und mehr seinen Ribosomenbesatz. In dieser Region finden sich häufig Übergänge zwischen granuliertem und glattem ER. Das glatte ER zeigt seinerseits gelegentlich direkte Verbindungen mit Zisternen des Golgi-Apparates. Auch sonst sind die Beziehungen zwischen Golgi-Apparat und dem glatten ER sehr eng. So sieht man häufig auf der dem Kern zugewandten Seite eine Golgi-Zisterne, die aus dem Verband des Golgi-Feldes ausschert und offensichtlich im Begriff ist, sich ganz oder in Bruchstücken dem in dieser Region liegenden glatten ER zuzugesellen. Trotz dieser engen Beziehungen erscheint es berechtigt, die parallele Anordnung der glatten Membranen im eigentlichen Golgi-Feld und die isoliert liegenden

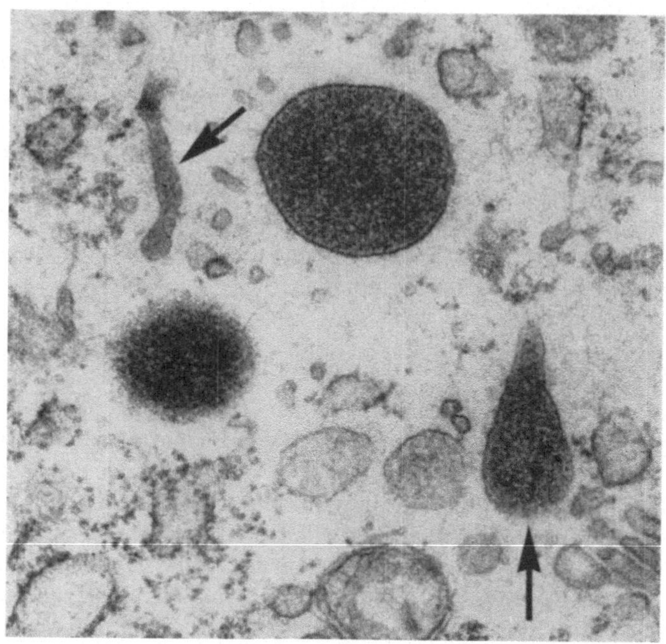

Abb. 11. Anteile des glatten ER mit Inhalt wechselnder Elektronendichte. Die Pfeile weisen auf einen schmaleren und einen tropfenförmig erweiterten Abschnitt. Außerdem ein „dense body". N.so. Normaltier. Philips EM 300. Vergr. 59 800fach

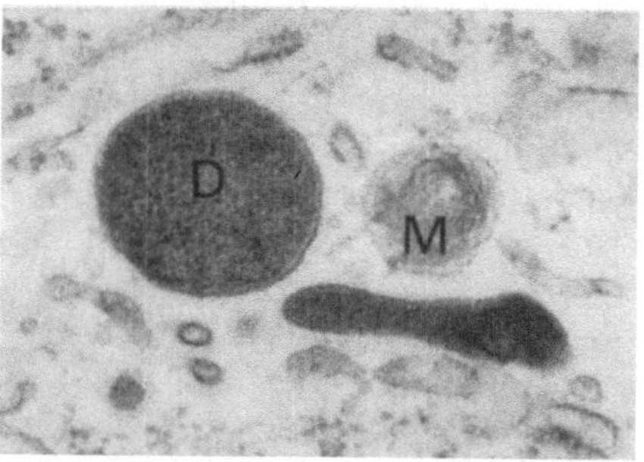

Abb. 12. Glattes ER mit lamellärem Inhalt, außerdem ein „dense body" (*D*) und ein Myelinkörper (*M*). N.so. Normaltier. Philips EM 300. Vergr. 51 300fach

Doppellamellen des glatten ER (vgl. Abb. 17a) prinzipiell zu unterscheiden. Das glatte ER besitzt außerdem zahreiche Verbindungen zum perinucleären Raum innerhalb der Kernhülle.

Einzelne Abschnitte des glatten ER zeigen einen Inhalt von feingranulärer Beschaffenheit und wechselnder Elektronendichte (Abb. 11, 17a). Sie haben die Tendenz, sich zu erweitern. Mit dem Grad der Erweiterung nimmt die Elektronendichte zu. Auch innerhalb einer einzelnen Zisterne kann man bisweilen eine Zunahme der Dichte von einem zum anderen Ende beobachten. Neben dem granulären Aussehen kann der Inhalt auch lamelläre Formen annehmen (Abb. 12). Die

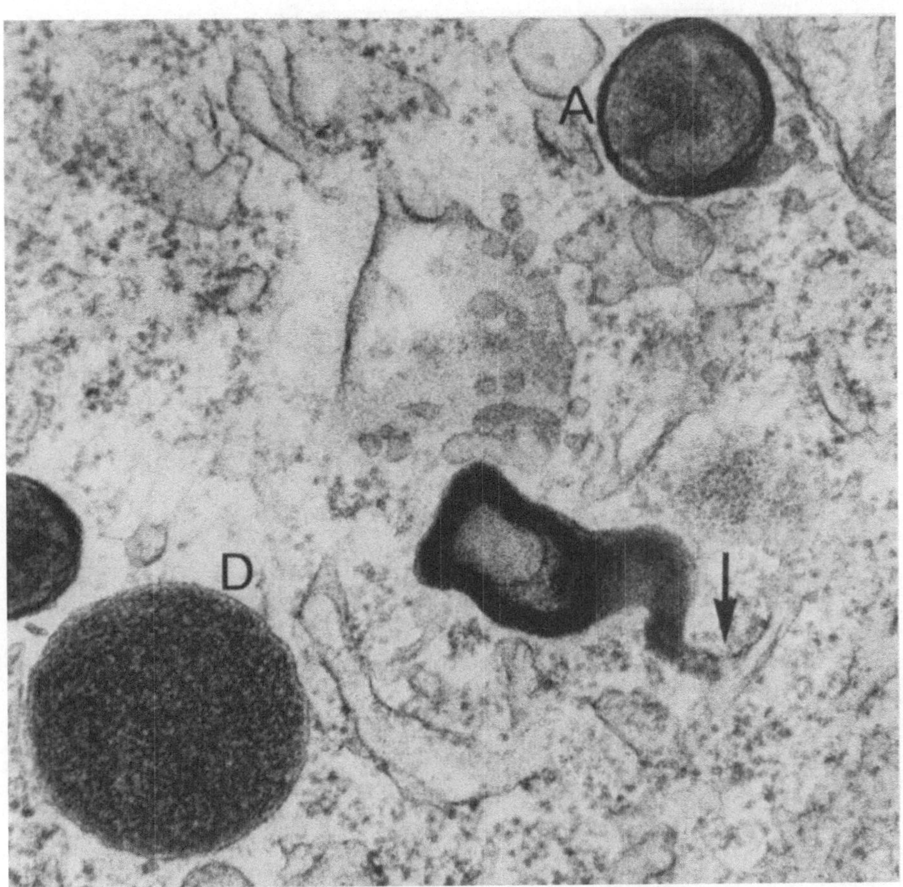

Abb. 13. Seitliche Aussackung des ER mit stark elektronendichtem Inhalt. Der Pfeil weist auf die Abgangsstelle. Außerdem ein „dense body" (*D*) mit relativ grober Granulierung und ein Autophagosom (*A*) im Zustand fortgeschrittener Verdichtung. N.so. 3 Tage nach Wiederaufnahme der Wasserzufuhr. Philips EM 300. Vergr. 62700fach

beschriebenen Gebilde sind wahrscheinlich als blind endende Aussackungen des ER zu verstehen, wie Abb. 13 deutlich zeigt.

Sie scheinen bestrebt zu sein, sich abzurunden. Jedenfalls findet man eine Vielzahl von Zwischenformen über langgestreckte Ovoide bis zu kreisrunden Gebilden. Es besteht auch die Möglichkeit, daß sich die gestreckten Profile ein- bis zweimal quer einschnüren. Jedes Teilstück macht dann seinerseits einen Abrundungsvorgang durch, der zu mehr oder weniger aufgetriebenen Hantelformen führt (Abb. 14). Diese Formen sind häufig so stark gekrümmt, daß sich die erweiterten Enden aneinanderlegen. Auch hier gibt es dann wieder Übergänge zu kreisrunden Formen, die als Hinweis eine mehr oder weniger weit ins Innere reichende Einbuchtung aufweisen. Urteilt man lediglich nach der Beschaffenheit des Inhalts und der umgebenden Membran und läßt die Formvariabilität außer acht, so unterscheiden sich die beschriebenen Strukturen in nichts von den unten behandelten „dense bodies".

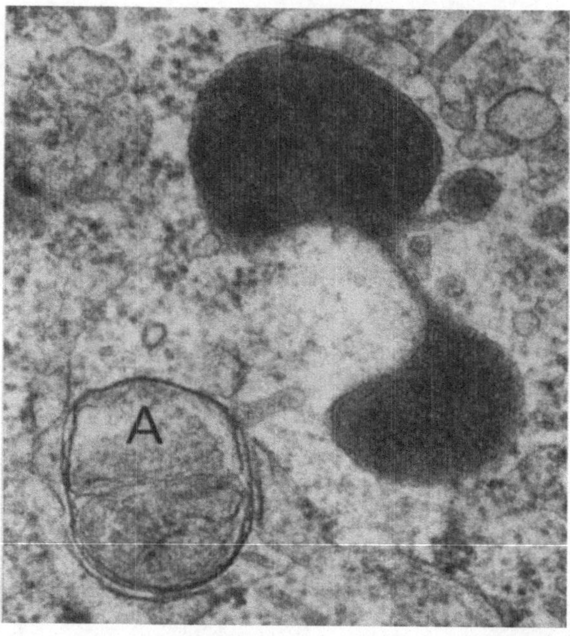

Abb. 14. Hantelförmige Auftreibung des glatten ER m it stark elektronendichtem Inhalt
A Autophagosom. N.pv. 14 Tage Durst. Philips EM 300. Vergr. 71 800fach

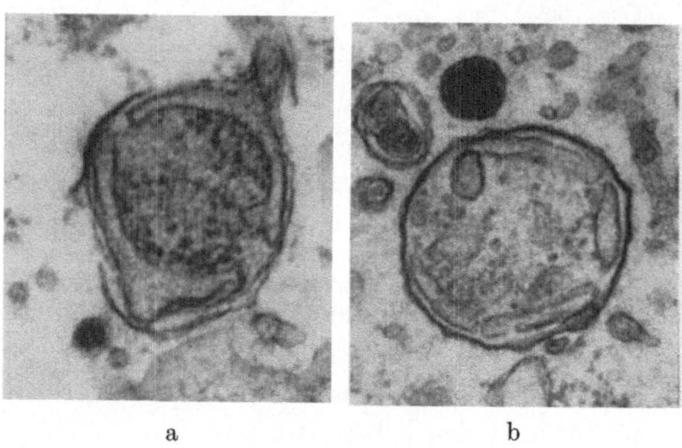

Abb. 15a u. b. Einschlüsse von cytoplasmatischem Material durch Anteile des ER (Autophagosomen). a N.pv. 5 Tage nach Wiederaufnahme der Wasserzufuhr. Philips EM 300.
Vergr. 69 000fach. b Autophagosom mit abnorm dicker Membran, die durch Verschmelzung
der beiden Doppellamellen des ER zustande gekommen ist. N.so. Normaltier. Vergr. 56 400fach

Wie die Abb. 15a illustriert, können Abschnitte sowohl des glatten als auch des
granulierten ER benachbarte Cytoplasmabezirke einschließen. Dabei verschmelzen
offenbar die beiden Doppellamellen miteinander, was dazu führt, daß die um-
gebende Membran abnorm dick erscheint (Abb. 15b). In derartigen Einschluß-
körpern findet man Anteile des Ergastoplasmas wie Membranen und Ribosomen,
ferner Mitochondrien und auch Elementargranula. Wir möchten diese Gebilde mit
DE DUVE und WATTIAUX (1966) als Autophagosomen bezeichnen. Gelegentlich

haftete ihnen ein Rest des am Einschlußvorgang beteiligten ER wie ein Schwanz an (Abb. 14). (Nicht ohne weiteres verständlich ist allerdings, daß dann häufig die Lumina des Autophagosoms und des „Schwanzes" miteinander in Verbindung stehen; vgl. hierzu auch den „multivesicular body" in Abb. 19c.) An die Einschlußkörper kann sich erneut glattes ER anlagern. Auf diese Weise entstehen konzentrisch geschichtete Membranen. Insgesamt scheint der Inhalt zunehmend dichter und unkenntlicher zu werden (Abb. 13).

Ribosomen

Die Ribosomen liegen in der neurosekretorischen Zelle zum überwiegenden Teil in freier Form vor. Sie lagern sich in Form von Haufen, Rosetten oder — linear aneinandergereiht — in Spiralform zusammen. Gelegentlich ist uns auch eine ungewöhnliche Anordnung in Form einer regelmäßigen Helix aufgefallen (Abb. 16).

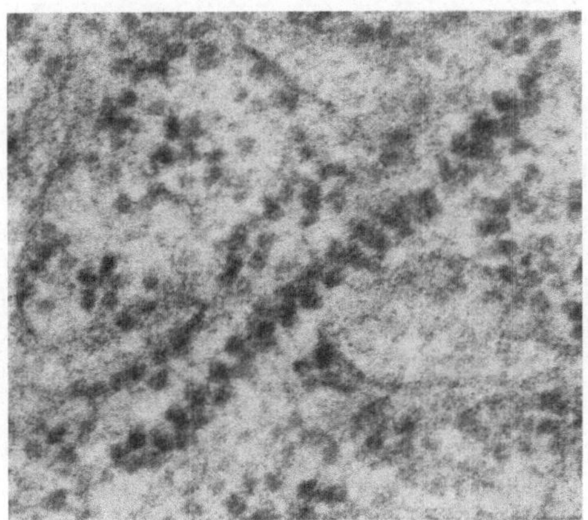

Abb. 16. Anordnung von Ribosomen in Form einer Helix. N.so. Normaltier. Philips EM 300. Vergr. 95 800fach

Hierauf soll nicht weiter eingegangen werden. Es sei jedoch auf Weiss und Grover (1968) und Wooding (1968) verwiesen. Invaginationen des Cytoplasmas in den Zellkernen sind häufig mit Ribosomen angefüllt. Man hat bisweilen den Eindruck, daß sie sich von dort in die sonst nur spärlich mit Ribosomen versehene perinucleäre Cytoplasmazone ergießen.

Golgi-Apparat

Der Golgi-Apparat nimmt die beschriebene, um den Zellkern gelegene, von granuliertem ER freie Zone ein. Sie soll deshalb in folgendem als Golgi-Zone bezeichnet werden. Außerdem soll festgelegt werden, daß wir unter Golgi-Apparat die Gesamtheit der einzelnen Golgi-Felder (Lamellen-Vacuolenfeld nach Hirsch, 1964) verstehen.

Die Golgi-Felder orientieren sich in den meisten Zellen, in mehreren Reihen gestaffelt, konzentrisch um den Zellkern. In Zellen mit sehr weiter Golgi-Zone lassen die mehr peripher gelegenen Felder diese Orientierung jedoch vermissen. Hier sind sie auch stärker, meist halbkreisförmig, gekrümmt. Die Längen-

3*

ausdehnung eines Feldes kann bis zu 3 µ betragen. Das einzelne Golgi-Feld setzt sich in typischer Weise aus Vesikeln, Zisternen und Vacuolen zusammen. Der Umfang, mit dem die einzelnen Strukturen am Aufbau des Golgi-Feldes beteiligt sind, ist extrem variabel. Auf der dem Kern abgewandten Seite liegen die charakteristischen Golgi-Vesikel, die den Zwischenraum zwischen Golgi-Feld und granuliertem ER überbrücken. Sie ordnen sich häufig vor dem Golgi-Feld in einer zu diesem parallel verlaufenden Reihe an. Dieses engere Gebiet soll als die proximale Seite des Golgi-Feldes bezeichnet werden. Die proximale Zisterne ist im Vergleich zu den folgenden häufiger unterteilt. Zumeist an den Enden, gelegentlich auch mehr zur Mitte zu, zeigen die Zisternen kolbenförmige Auftreibungen. In unmittelbarer Nachbarschaft zu diesen Auftreibungen liegen die Golgi-Vacuolen. Sowohl die Auftreibungen als auch die isolierten Vacuolen weisen vielfach einen homogenen, schwach elektronendichten Inhalt auf. Dieser kann eine zentrale Verdichtung zeigen (Abb. 17a). Weiterhin beobachtet man in Vacuolen und Zisternen kreisrunde Körper, die dem verdichteten Inhalt typischer Elementargranula (s. u.) gleichen (Abb. 17b). Der Unterschied zwischen Elementargranula und derartigen Golgi-Vacuolen liegt zunächst noch darin, daß die Wand der Vacuolen gefaltet ist und daß zwischen ihr und dem Inhalt ein größerer Zwischenraum liegt. Durch Schrumpfung des Zwischenraumes und Rundung der Membran wird die Ähnlichkeit deutlicher. In anderen Vacuolen ist der Inhalt auch nach der Abrundung noch verhältnismäßig wenig dicht und homogen verteilt (Abb. 17c, ,,unreife Elementargranula"). Offenbar laufen in diesen Fällen Kondensation des Inhaltes und Schrumpfung der Membran parallel. In beiden Fällen ist der Übergang zwischen Golgi-Vacuolen und Elementargranula fließend, wie ein Vergleich der Abb. 17a—c zeigt.

Auf der dem Kern zugewandten, distalen Seite sieht man ebenfalls eine Anhäufung von Vesikeln. Diese dürften nach HIRSCH (1964) nicht als Golgi-Vesikel bezeichnet werden, sind jedoch nach ihrem Aussehen prinzipiell nicht von den proximalen Vesikeln zu unterscheiden. Sie zeigen lediglich bisweilen einen schwach elektronendichten Inhalt. Gleiches gilt für die distale Zisterne, die sich häufig als Ganzes oder in Bruchstücken aus dem Verband des Golgi-Feldes löst. Eine derartige Zisterne kann an der gesamten oder einem Teil ihrer Oberfläche mit einem bürstenartigen Saum versehen sein. Der Saum stellt sich nach Glutaraldehyd-Fixierung besser dar als nach reiner OsO_4-Fixierung und besteht aus dicht aneinandergereihten, radiär gestellten, ca. 150 Å langen Fortsätzen. Auch einige der distalen Vesikel weisen einen derartigen Überzug auf (Abb. 18a). Sie entsprechen den von NOVIKOFF u. Mitarb. in Nervenzellen beschriebenen ,,coated vesicles" (NOVIKOFF, 1967a). Diese in der unmittelbaren Umgebung des Golgi-Feldes gelegenen Gebilde sind wahrscheinlich nicht identisch mit den von anderen Autoren beschriebenen, in der Peripherie des Perikaryons lokalisierten ,,coated vesicles" (ROSENBLUTH und WISSIG, 1964) oder ,,Stachelsaumbläschen" (ANDRES, 1964), die Ausdruck pinocytotischer Vorgänge sind. Die in unserem Material vorkommenden ,,coated vesicles" zeigen z. T. einen schwach elektronendichten Inhalt. Ungewöhnlich sind — mit Ausnahme bestimmter Stadien der Erholungsphase (s. S. 49) — Formen wie in Abb. 18b, die man in Analogie zu den ,,coated vesicles" als ,,coated elementary granules" ansprechen müßte.

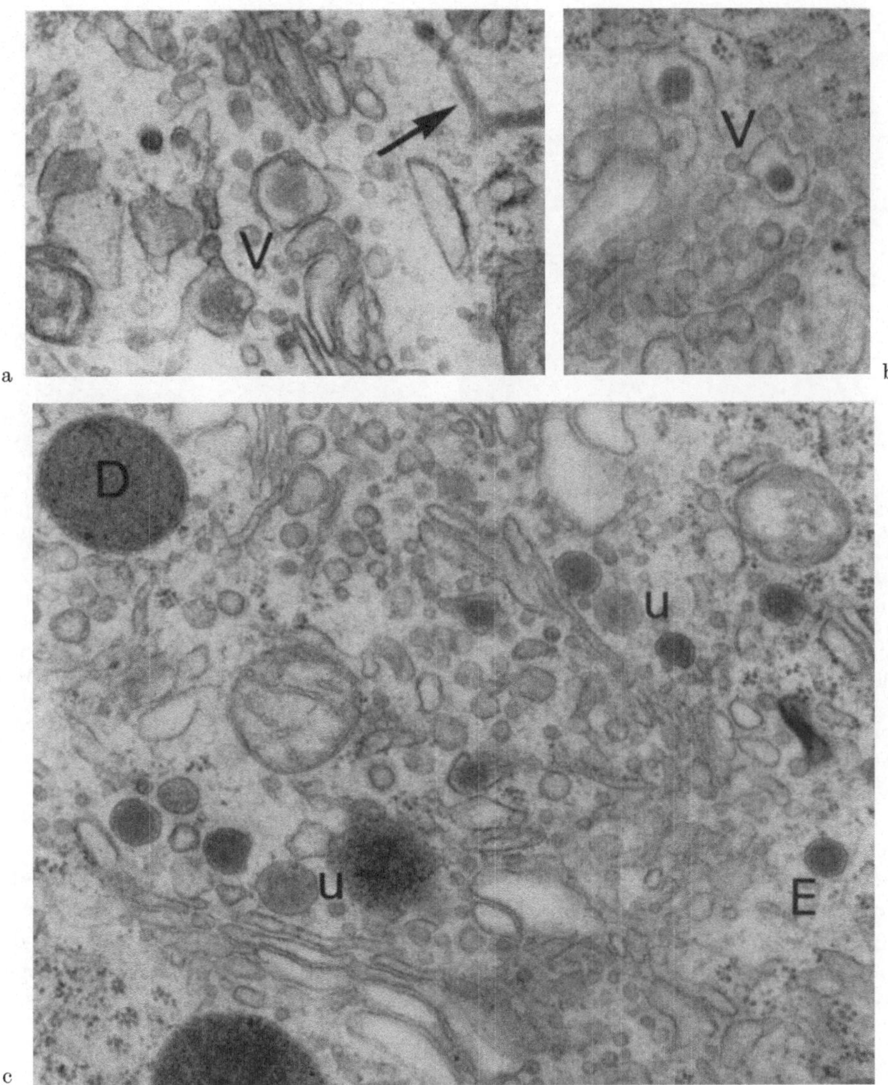

Abb. 17a—c. Kondensation des Neurosekretes im Golgi-Feld. a Golgi-Vacuolen (V) mit zentral verdichtetem Inhalt. Außerdem Anteile des glatten ER (Pfeil). Normaltier. b Golgi-Vacuolen (V), Inhalt im Vergleich zu a stärker kondensiert. 14 Tage Durst. c Bei u „unreife" Elementargranula, relativ elektronendurchlässig. Daneben „reife" Elementargranula (E) und (größere) „dense bodies" (D). N.so. Normaltier. Philips EM 300. a, b Vergr. 43900fach c Vergr. 39900fach

In tangential angeschnittenen Zellen kann das Golgi-Feld „en face" beobachtet werden. Es erscheint dann als ein rundliches Gebilde, das aus vielfach verzweigten und anastomosierenden glatten Doppellamellen besteht. Dazwischen sind 500 bis 1000 Å weite „Fenster" eingeschlossen.

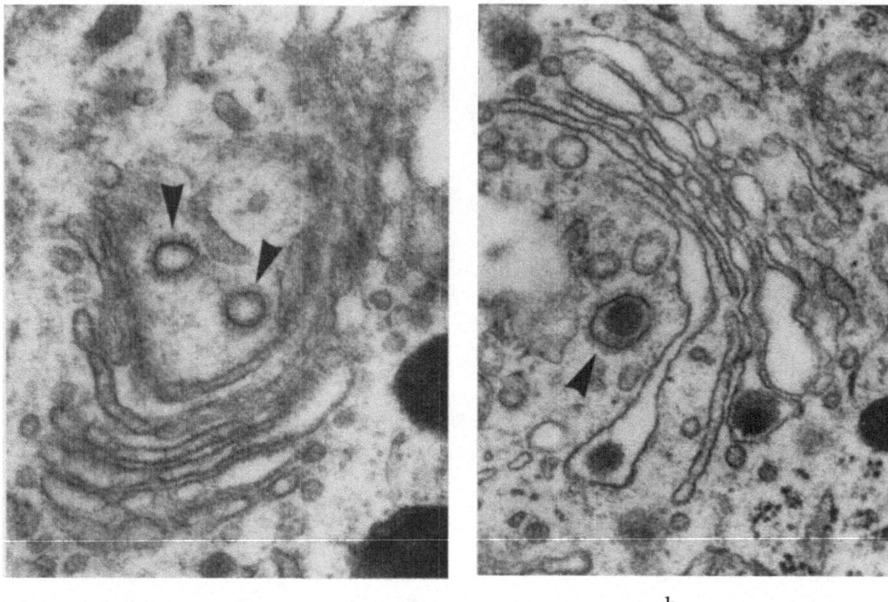

a   b

Abb. 18a u. b. „Coated vesicles" auf der konkaven Seite des Golgi-Feldes (Pfeile), in b mit
elektronendichtem Kern („coated elementary granule"). N.so. 14 Tage Durst. a Zeiss EM 9,
Vergr. 57000fach; b Philips EM 300, Vergr. 47900fach

Elementargranula

Die Elementargranula dienen aufgrund ihres charakteristischen Aussehens zur
Identifizierung der neurosekretorischen Zellen. Es handelt sich um annähernd
kreisrunde Körper mit einem Durchmesser zwischen 1200 und 1800 Å. Sie sind
von einer Membran umgeben und besitzen einen stark elektronendichten Kern.
Dazwischen liegt ein charakteristischer Spaltraum, der für die Unterscheidung der
Elementargranula von den unten beschriebenen „dense bodies" mit herangezogen
werden kann.

„multivesicular bodies" (MVB)

Es wurde bereits darauf hingewiesen, daß die auf der konkaven Seite des Golgi-
Feldes gelegene Zisterne zuweilen in einem Zustand angetroffen wird, in dem sie
sich ganz oder teilweise aus dem Verband des Golgi-Feldes gelöst hat. Derartige
Zisternen nehmen nun häufig die Gestalt eines Hufeisens ein, das meist in Richtung auf den Kern geöffnet ist und einige der distalen Vesikel einschließt. Anderer-
seits finden sich in der Golgi-Zone — ebenfalls gehäuft auf der konkaven Seite des
Golgi-Feldes — zahlreiche sog. „multivesicular bodies". Es handelt sich um von
einer Membran umgebene Körper von 3000—4000 Å Durchmesser, die eine helle
Matrix und eine Reihe von Vesikeln enthalten. Die Ähnlichkeit der MVB mit den
beschriebenen hufeisenförmigen Bildungen der distalen Golgi-Zisterne läßt unseres
Erachtens den Schluß zu, daß die MVB aus Einschlüssen von Golgi-Vesikeln durch
Golgi-Zisternen entstehen. Ein solcher Zusammenhang wird durch Beobachtungen,

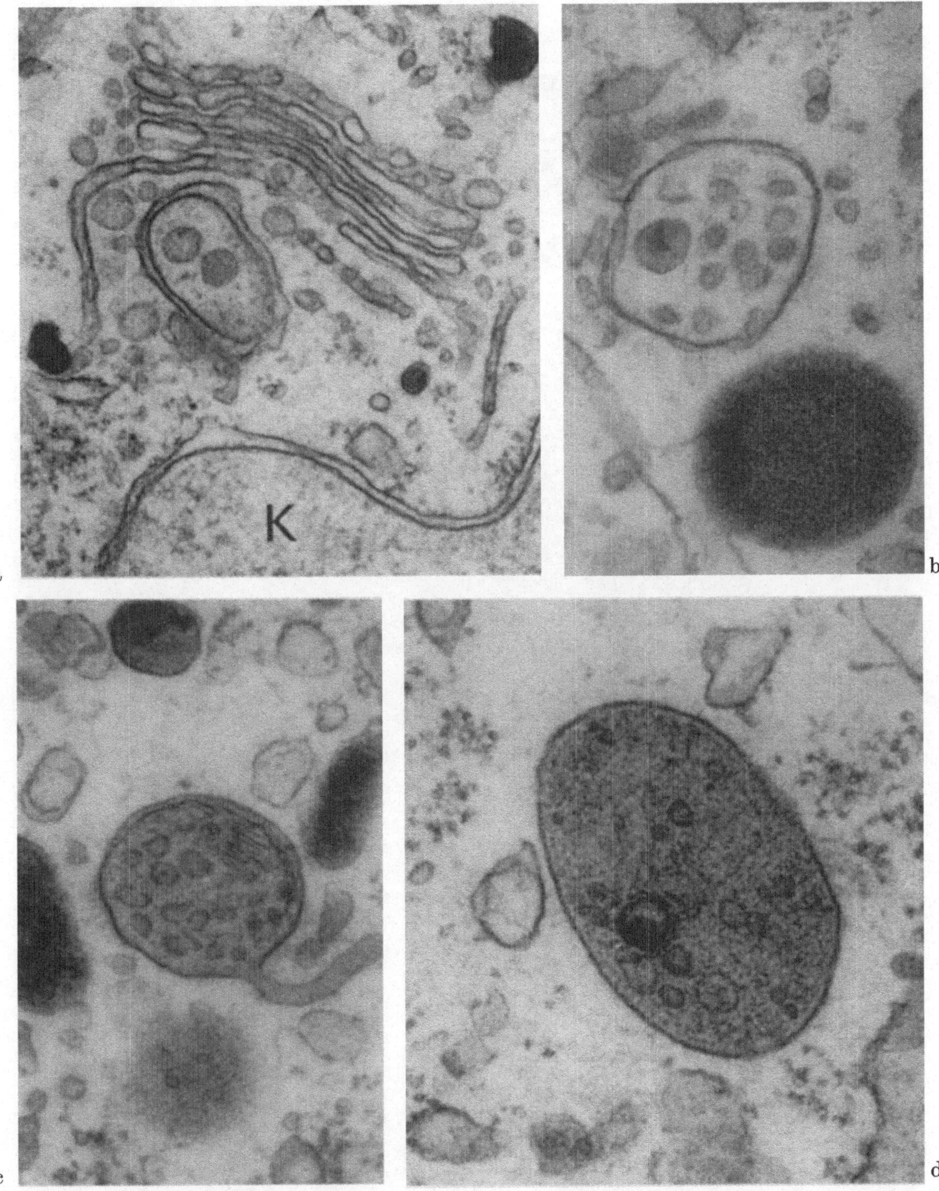

Abb. 19a—d. Bildung von „multivesicular bodies" und Umwandlung in „dense bodies".
a Bildung des MVB auf der konkaven Seite des Golgi-Feldes durch Einschließung von Golgi-
Vesikeln durch die distale Golgi-Zisterne. *K* Zellkern. N.so. 2 Tage nach Wiederaufnahme der
Wasserzufuhr. Philips EM 300. Vergr. 55900fach. b Weiterentwicklung des MVB durch
Verschmelzung der inneren und äußeren Membran. N.so. Normaltier. Philips EM 300. Vergr.
71800fach. c Anhäufung einer elektronendichten Matrix. N.so. 2 Tage nach Wiederaufnahme
der Wasserzufuhr. Zeiss EM 9. Vergr. 66500fach. d Übergangsform zwischen MVB und „dense
body" mit vesiculärer Binnenstruktur. N.so. Normaltier. Philips EM 300.
Vergr. 87800fach

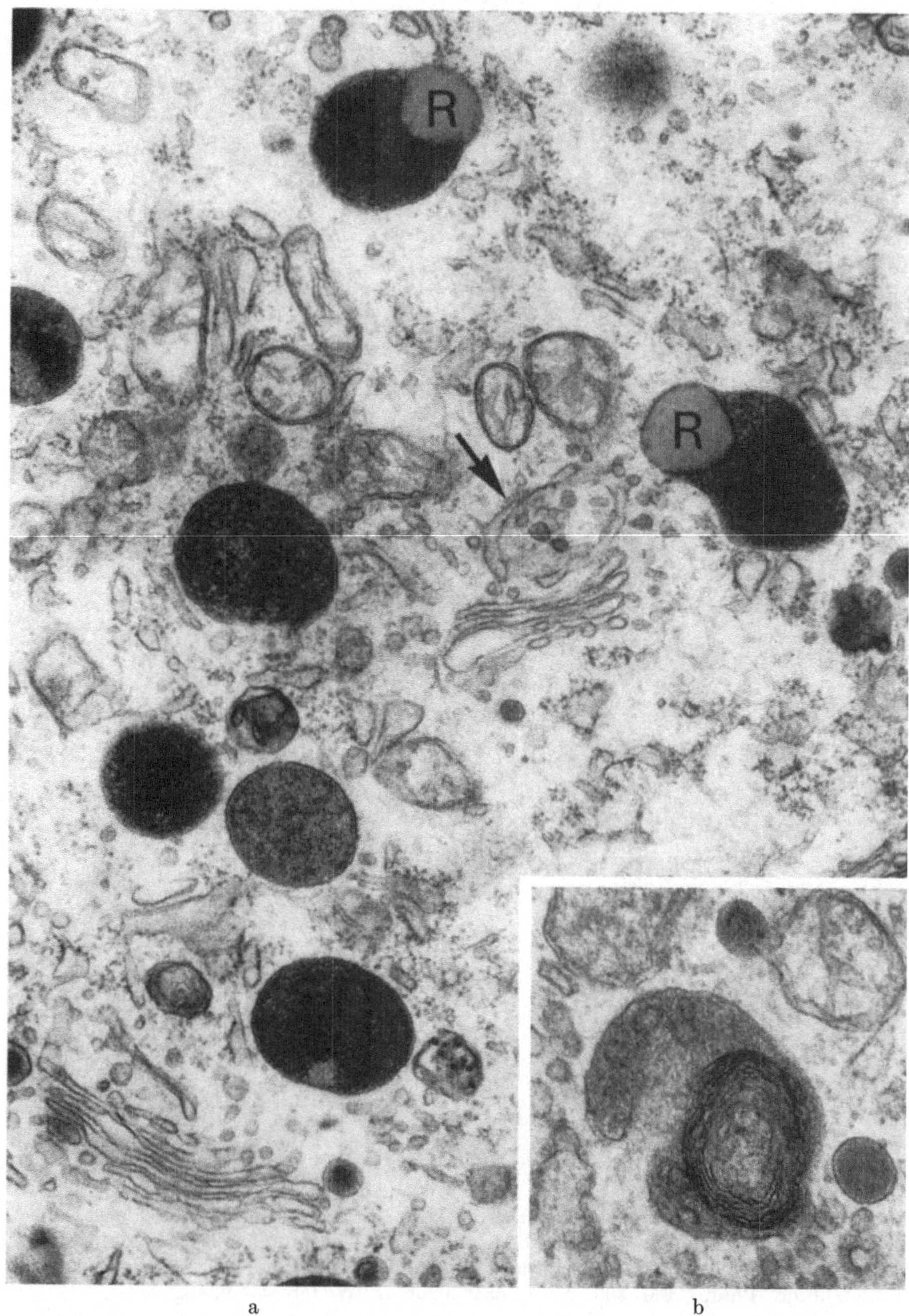

Abb. 20a u. b. Mehrere typische „dense bodies" sowie solche mit Zeichen fortgeschrittener Verdauung [„vesicular residues" (R) in a, Myelinfiguren in b]. In a außerdem beginnende Bildung eines „multivesicular body" (Pfeil). a N.so. 2 Tage nach Wiederaufnahme der Wasserzufuhr. Philips EM 300. Vergr. 37600fach; b N.pv. 14 Tage Durst. Philips EM 300. Vergr. 61600fach wie sie in den Abb. 19a und 20a zu sehen sind, zumindest sehr nahegelegt. Einen Hinweis bietet die Feststellung, daß „unreife" MVB eine Membran besitzen, die teilweise noch doppelt liegt, teilweise abnorm dick ist (Abb. 19b und c). Als weiteres Argument kann das in Abb. 19c zu sehende Anhängsel eines MVB betrachtet werden, bei dem es sich um das eine Ende der formierenden Zisterne handeln dürfte (vgl. in diesem Zusammenhang auch die oben beschriebene Bildung von Autophagosomen). Charakteristisch ist schließlich, daß die MVB neben einfachen Vesiklen auch gelegentlich einige der auf der distalen Seite des Golgi-Feldes vorkommenden „coated vesicles" (s. o.) enthalten. Die Matrix der MVB ist in den meisten Fällen sehr hell. Es kann aber offenbar auch eine Einlagerung von granulärem, elektronendichtem Material erfolgen, das die Binnenstruktur der MVB mehr und mehr zudeckt. Derartige Formen zeigen die Abb. 19c und d. Sie bilden fließende Übergänge zu bestimmten Arten von „dense bodies" mit vesiculärer Binnenstruktur, die im folgenden Abschnitt beschrieben werden.

„dense bodies"

Die sog. „dense bodies" sind neben den Elementargranula die auffälligsten Strukturen der neurosekretorischen Zelle. Sie imponieren ebenfalls als vorwiegend rundliche, elektronendichte Körper (Abb. 17c und 20a). Von den Elementargranula unterscheiden sie sich vor allem durch ihre Größe. Ihr Durchmesser liegt zwischen 2000 und 5000 Å. Sie sind von einer Membran umgeben und besitzen eine granuläre Matrix. Die Körnung ist unterschiedlich grob, oft vergleichbar dem elektronenmikroskopischen Aussehen von Ferritin (Abb. 13). Ebenso wie ihre Größe variiert auch ihre Form stärker als bei den Elementargranula. Man findet häufig Ausbuchtungen und andere Abweichungen von der Kreisform, meist allerdings im Sinne einer ovalären Deformierung: Damit ergeben sich wiederum Übergänge zu den oben beschriebenen Erweiterungen des glatten endoplasmatischen Reticulums, auf die wir zurückverweisen möchten.

Bei vielen „dense bodies" besteht der Inhalt neben der granulären Matrix noch aus weiteren Strukturelementen. Diese sind besonders deutlich bei reiner OsO_4-Immersionsfixierung. Man sieht Vesikel und konzentrisch geschichtete lamelläre Strukturen, die von der Matrix nur unvollkommen verdeckt werden (Abb. 19d). Eine andere Gruppe von „dense bodies" enthält ein bis zwei mittel- oder randständige Vacuolen von etwa 1000—2000 Å Durchmesser, die durch eine Verdichtung der Matrix von dieser abgegrenzt werden und selbst homogen und mäßig elektronendicht sind (Abb. 20a). Ihr Aussehen erinnert an die elektronenmikroskopische Darstellung von Neutralfetten. Derartige Einschlüsse werden in der Literatur häufig als „vesicular residues" bezeichnet.

Es erscheint berechtigt, an dieser Stelle auch die aus konzentrisch geschichteten Membranen bestehenden, als Myelinkörper bekannten Gebilde aufzuführen, die in den neurosekretorischen Perikarya und in den Herringkörpern (s. S. 50) beobachtet werden können. Eine konzentrische Schichtung von Membranen wurde schon bei der Beschreibung von Autophagosomen erwähnt. Ebenso sei an die multilamellären Strukturen in manchen „dense bodies" erinnert. Besonders Formen mit derartig starker Einlagerung von Membranmaterial wie in Abb. 20b machen wahrscheinlich, daß es zwischen „dense bodies" und Myelinkörpern Übergänge gibt.

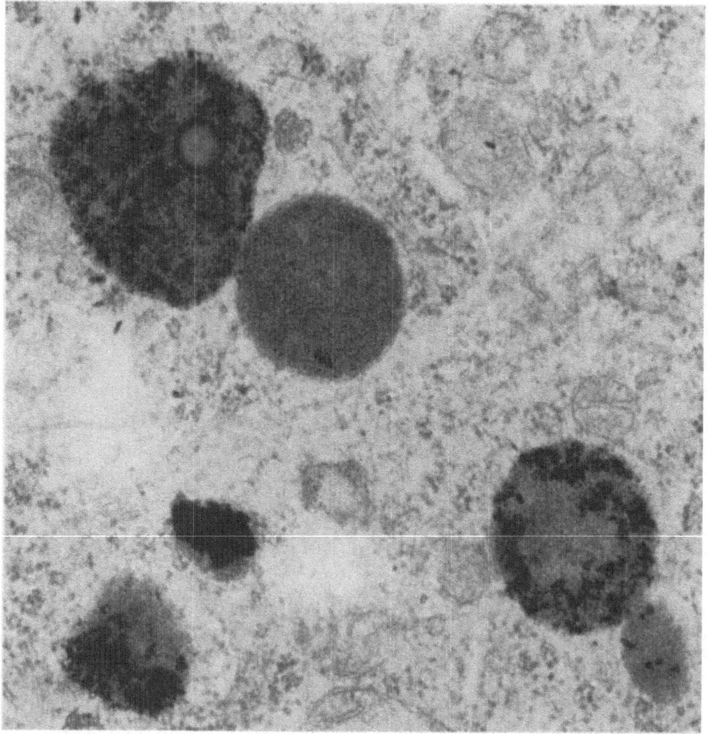

Abb. 21. Darstellung der s.Pase im Elektronenmikroskop. „Dense bodies" mit unterschiedlicher Stärke der Reaktion. N.so. Normaltier. Philips EM 300. Vergr. 51 700fach

Im folgenden sollen die „dense bodies", deren Übergangsformen zu den „multivesicular bodies" und den beschriebenen Erweiterungen des glatten ER auf der einen Seite und den Myelinkörpern andererseits sowie die Autophagosomen in ihrer Gesamtheit als Lysosomen bezeichnet werden.

Elektronenmikroskopische Darstellung der sauren Phosphatase

Ausgewertet wurden nur diejenigen Schnitte, in denen sich kein Blei-Niederschlag über den Zellkernen fand. Folgende Strukturen zeigen regelmäßig eine Reaktion auf saure Phosphatase: „dense bodies" (Abb. 21) und eine oder zwei auf der konkaven Seite des Golgi-Feldes gelegene Golgi-Zisternen (Abb. 22a). Hinzu kommen immer einige der distalen Golgi-Vesikel. s.Pase-positiv sind häufig diejenigen Strukturen des Golgi-Feldes, die an der Oberfläche den beschriebenen „Stachelsaum" tragen. Wichtig erscheint es uns festzuhalten, daß die genannten Zellbestandteile auch ohne s.Pase-Reaktion angetroffen werden können. So kommen z.B. stark s.Pase-positive, schwach positive und negative „dense bodies" unmittelbar nebeneinander vor (Abb. 21). Von den oben beschriebenen Hantelformen kann nur das eine Ende eine Enzymreaktion aufweisen. Ebenso findet man positive und negative Golgi-Felder in der gleichen Zelle. Charakteristisch ist, daß vor allem diejenigen Golgi-Felder stark s.Pase-positiv sind, die Anzeichen aktiver Elementargranula-Bildung erkennen lassen.

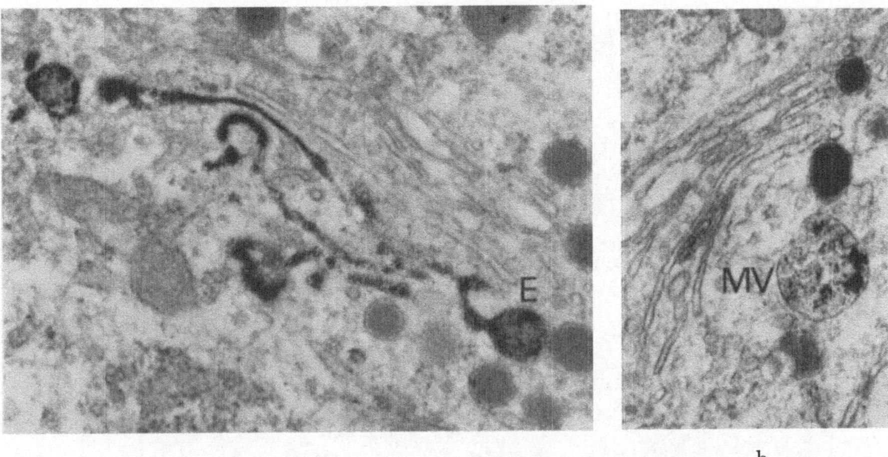

Abb. 22a u. b. Darstellung der s.Pase im Elektronenmikroskop. a Niederschläge in den auf der konkaven Seite des Golgi-Feldes gelegenen Zisternen sowie über Golgi-Vesikeln, außerdem über einem sich abschnürenden Elementargranulum (*E*). b Niederschlag über einem „multivesicular body" (*MV*). 5 Tage nach Wiederaufnahme der Wasserzufuhr. Philips EM 300. N.so. Vergr. 37 600fach

Weniger regelmäßig beobachtet man eine Enzymreaktion in einzelnen Abschnitten des glatten ER, „multivesicular bodies" (Abb. 22b), Autophagosomen — ein Teil von ihnen muß damit nach DE DUVE und WATTIAUX (1966) als Autolysosomen bezeichnet werden — und Elementargranula. In diesen ist der Niederschlag vorwiegend über der Membran bzw. über dem zwischen Kern und Membran liegenden Zwischenraum lokalisiert. Nur in unmittelbarer Nähe des Golgi-Feldes gelegene Elementargranula sind s.Pase-positiv.

Verteilung der Zellorganellen in den Zellen unbehandelter Tiere

Lysosomen und Elementargranula sind fast nur in der perinucleären Golgi-Zone anzutreffen. Auch die Mitochondrien liegen hier besonders dicht. Golgi-Felder, die von Elementargranula umgeben sind und in denen man die beschriebenen Entstehungsvorgänge des Sekretes beobachtet, bilden in der Mehrzahl der Fälle auch den Mittelpunkt eines „Herdes" von Lysosomen. Auf der anderen Seite findet man in allen Zellen Golgi-Felder, die keinerlei Sekretionsvorgänge erkennen lassen und in deren Nachbarschaft kaum ein Elementargranulum oder Lysosom zu sehen ist. Diese Zustandsformen sind auch arm an Vesikeln auf der distalen Seite. Diese auffällige Parallelität im Auftreten von Elementargranula und Lysosomen wird in manchen Fällen nicht eingehalten. Man findet nämlich hier und da Golgi-Felder, die zwar Elementargranula bilden, aber in der näheren Umgebung keine oder wenig Lysosomen aufweisen. In solchen Fällen beobachtet man aber häufig eine starke Vesikelbildung, Zisternen und Vesikel mit einem Saum an der Oberfläche, „multivesicular bodies" und elektronendichte Abschnitte des glatten ER in der Nähe.

Die genannten Zustandsformen einzelner Golgi-Felder können auch auf die Zelle als Ganzes bezogen werden. So sieht man im Übersichtsbild der neurosekre-

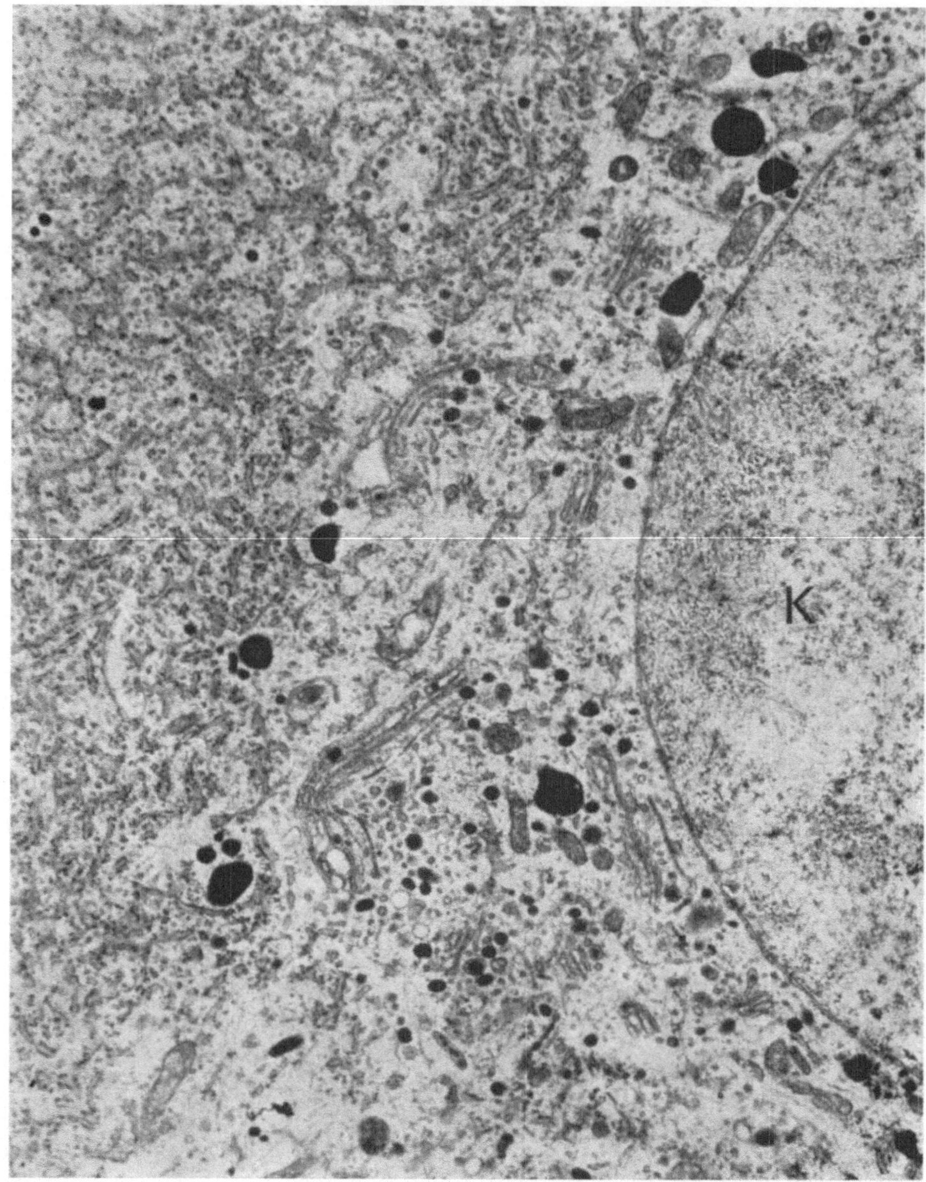

Abb. 23. Arbeitscyclus der neurosekretorischen Zelle. Zustandsform 1 mit schmaler Golgi-Zone, in der reichlich Elementargranula und wenig Lysosomen zu sehen sind. *K* Zellkern. N.pv. 14 Tage Durst. Philips EM 300. Vergr. 13 700fach

torischen Zelle des Normaltieres in den meisten Fällen zahlreiche Elementargranula *und* Lysosomen. In einer Reihe von Zellen sind dagegen *beide* Elemente ausgesprochen spärlich vertreten. Die Unterschiede sind jedoch beim Normaltier nicht so deutlich wie bei Dursttieren.

Verteilung der Zellorganellen in den Zellen durstender Tiere

Die beim Normaltier angedeutet vorhandenen Unterschiede in der Menge und Verteilung der Zellorganellen zwischen einzelnen Zellen sind beim durstenden Tier erheblich stärker ausgeprägt. Dadurch wird es möglich, die Vielfalt der Erscheinungsformen auf im wesentlichen drei typische Zellbilder zu reduzieren, die in den neurosekretorischen Kerngebieten in unterschiedlicher Häufigkeit anzutreffen sind. Sie sollen in folgendem als Zustandsform 1, 2 und 3 beschrieben werden.

Zustandsform 1. Der größte Teil des Perikaryons wird von granuliertem ER eingenommen. Es läßt jedoch unmittelbar um den Kern eine schmale, distinkte Golgi-Zone frei. Diese enthält eine Reihe von parallel zur Kernoberfläche orientierten Golgi-Feldern. Golgi-Zisternen und -Vacuolen enthalten vielfach elektronendichte Körper, und in der Umgebung der Golgi-Felder liegen massenhaft Elementargranula unterschiedlicher Reifestadien. Demgegenüber sind Lysosomen in auffallend geringer Zahl zu sehen. Ein Beispiel einer derartigen Zellform zeigt die Abb. 23.

Zustandsform 2. Diese Zustandsform ist bei Dursttieren die häufigste. In ihnen ist die Golgi-Zone auf Kosten der Nissl-Substanz extrem ausgeweitet. Sie ist durchsetzt von einer Vielzahl von Golgi-Feldern, die meist jegliche Orientierung vermissen lassen. Man hat den Eindruck, daß der Golgi-Apparat wesentlichen Anteil an der Volumenvergrößerung dieser Zellen hat. Das Aussehen der einzelnen Golgi-Felder bietet keine auffälligen Veränderungen gegenüber Normaltieren. Es mag lediglich die Zahl der hintereinandergeschalteten Zisternen im Durchschnitt etwas größer sein. Fast alle Golgi-Felder sind von Elementargranula umgeben; die beschriebenen Bildungsvorgänge laufen in großer Zahl ab. Auffällig ist, daß langgestreckte Zisternen mit einem Saum an der Oberfläche relativ häufig sind. Sie sind oft an einem Ende angelhakenförmig gekrümmt. Zahlreiche „coated vesicles" sind außerdem zu beobachten.

Die erweiterte Golgi-Zone dieser Zellen ist zudem reich an Lysosomen. Schon auf dem Übersichtsbild (Abb. 24) fällt eine starke Form- und Größenvariabilität auf. Während in der normalen Zelle Elementargranula und Lysosomen zwei im wesentlichen distinkte Größenklassen darstellen, sind die Grenzen der Durchmesser jetzt fließend. Die Variabilität kommt offenbar dadurch zustande, daß die oben beschriebenen Zwischen- und Übergangsformen zugenommen haben.

Zustandsform 3. Diese Form ist relativ selten zu beobachten, bietet aber ein um so auffälligeres Bild. Das granulierte ER füllt praktisch die ganze Zelle aus und reicht in Extremfällen bis unmittelbar an die Kernhülle heran. Eine ausgesprochene Golgi-Zone ist nicht mehr zu entdecken. Es liegen lediglich einzelne Golgi-Felder verstreut zwischen den Membranen des granulierten ER. In ihrer Nachbarschaft sieht man nur wenige Elementargranula. Die Zellen sind nahezu frei von Lysosomen (Abb. 25). Zwischen den Zustandsformen 2 und 3 gibt es Übergangsformen, die aber von der Form 2 nicht klar genug abzugrenzen sind. Sie zeichnen sich dadurch aus, daß die Zahl der Lysosomen auf Kosten der Elementargranula zugenommen hat. Ihr durchschnittlicher Durchmesser ist gewachsen und man sieht überwiegend abgerundete Formen. Sie enthalten in verstärktem Maße „vesicular residues". Der Umfang der Golgi-Zone mag im Mittel zugunsten des granulierten ER wieder etwas kleiner geworden sein.

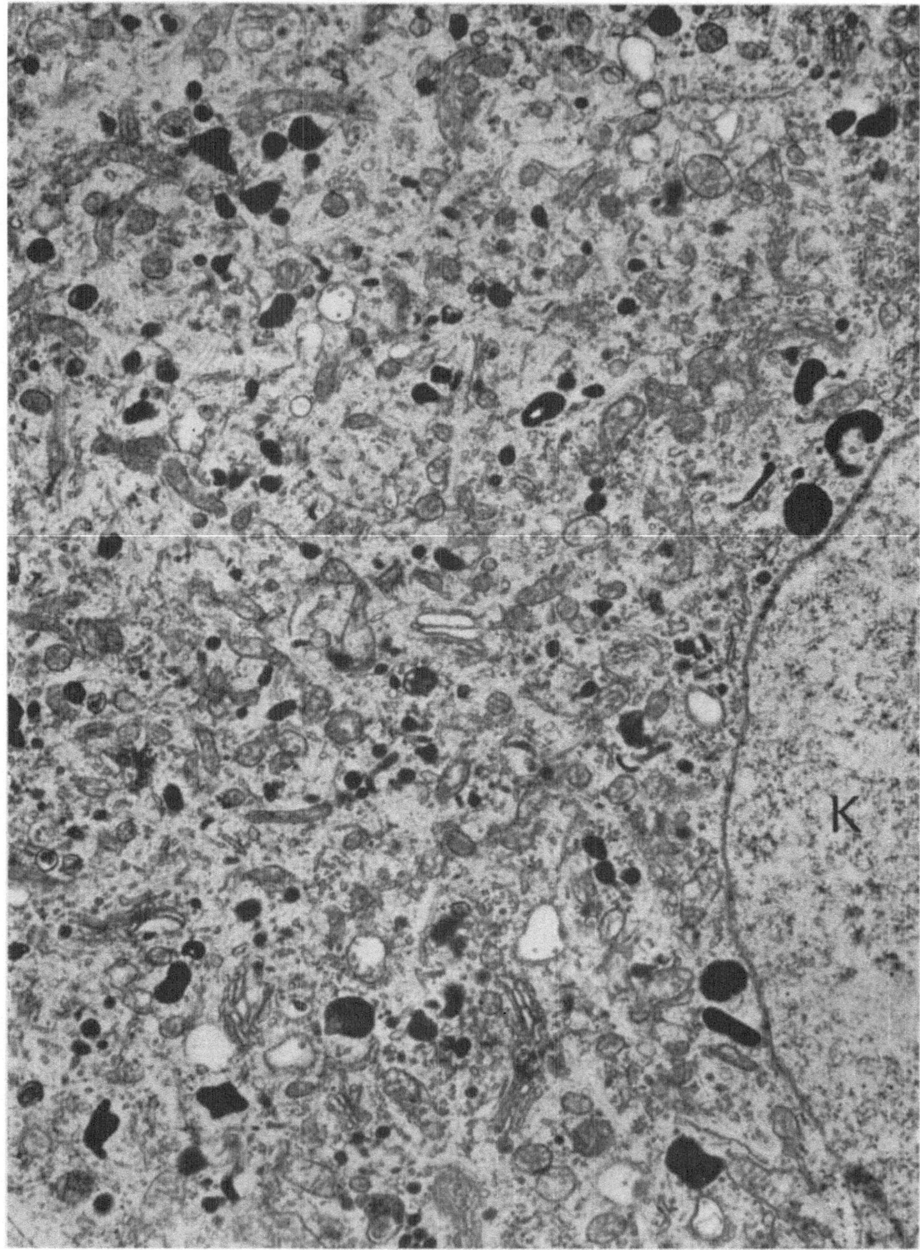

Abb. 24. Arbeitscyclus der neurosekretorischen Zelle. Zustandsform 2 mit extremer Aus-
weitung der Golgi-Zone auf Kosten des granulierten ER. Reichlich Elementargranula und
Lysosomen in allen Entwicklungsstadien. *K* Zellkern. N.so. 14 Tage Durst. Philips EM 300.
Vergr. 13 700fach

Die einzigen Gebilde, die gegenüber dem Normalzustand eine eindeutige Veränderung erfahren haben, sind die Mitochondrien. Ihre Formen sind vielfältiger
und bizarrer geworden. Sehr auffällig und häufig sind dünne, langgestreckte Mito-

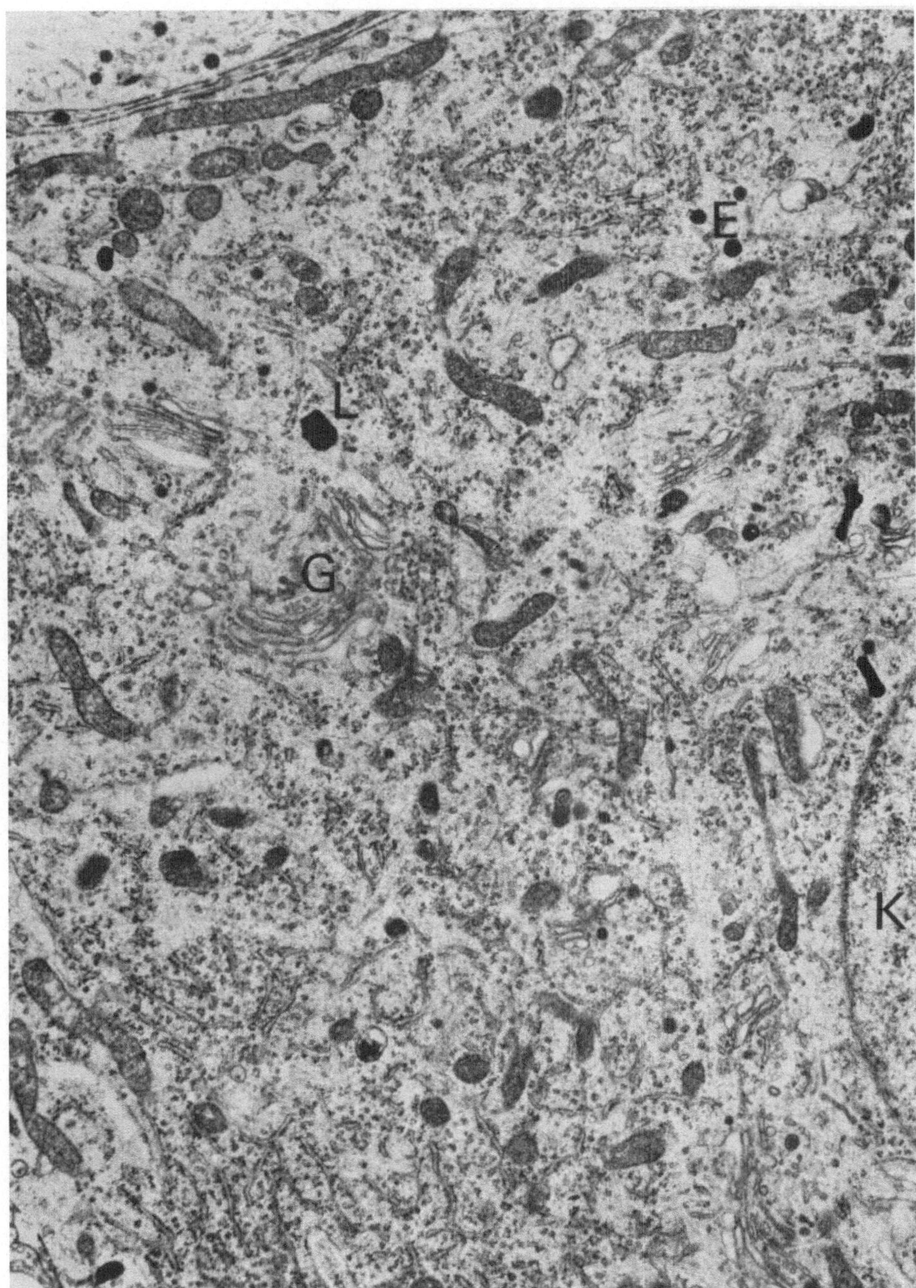

Abb. 25. Arbeitscyclus der neurosekretorischen Zelle. Zustandsform 3: Das granulierte ER reicht bis an den Kern (*K*). Eine eigentliche Golgi-Zone fehlt. Die verbleibenden Golgi-Felder (*G*) sind weitgehend inaktiv, kaum Elementargranula (*E*) und Lysosomen (*L*). N.pv. 14 Tage Durst. Philips EM 300. Vergr. 13 700fach

chondrien, die Verzweigungen und Einschnürungen aufweisen und mitunter hufeisenförmig gebogen sind. Ihre Länge kann bis zu ca. 3 μ betragen. Dieses gilt für alle beschriebenen Zustandsformen. Die Menge der Mitochondrien hängt bis zu einem gewissen Grade von der Ausdehnung der Golgi-Zone ab.

Durch die osmotische Belastung bedingte Erweiterungen des endoplasmatischen Reticulums, wie sie von ZAMBRANO und DE ROBERTIS (1966) nach kürzeren Durstperioden beschrieben wurden, konnten wir bei unserem Material nicht nachweisen.

Veränderungen in der Erholungsphase

Auch in der Erholungsphase lassen sich die im vorhergehenden Abschnitt beschriebenen Zustandsformen der neurosekretorischen Zellen wiedererkennen. Am 1. Tag nach Wiederaufnahme der Wasserzufuhr sind noch die Zellen mit stark erweiterter Golgi-Zone und reduziertem granulierten ER am häufigsten zu beobachten, die auch für die Dursttiere in erster Linie charakteristisch sind. In vielen Fällen ist jedoch die Zahl der Elementargranula relativ niedrig, während Lysosomen massenhaft vertreten sind. Solche Zellen gleichen den beim Dursttier beschriebenen Übergangsformen zwischen Zustandsform 2 und 3. Häufiger als vor Beginn der Wasserzufuhr sieht man Zellen, in denen das granulierte ER in Kernnähe gerückt ist und der Golgi-Apparat auf wenige Golgi-Felder reduziert ist. Intrazisternale Anhäufungen von elektronendichtem Material fehlen weitgehend (Zustandsform 3). Zellen mit perinucleär lokalisiertem aktivem Golgi-Apparat und Anhäufung von Elementargranula (Zustandsform 1) sind nicht zu entdecken.

Am 2. Tag verschiebt sich das Verhältnis noch mehr zugunsten der Zustandsform 3. Hier liegen oft so viele Zellen zusammen, die kaum ein einziges Elementargranulum enthalten, daß man zuweilen im Zweifel sein kann, ob man sich überhaupt in einem neurosekretorischen Kerngebiet befindet. Relativ häufig sind auch am 2. Tag noch die oben erwähnten Übergangsformen. Daneben gibt es jedoch schon wieder Zellen mit perinucleärer Häufung von Elementargranula (Zustandsform 1). — Am 3. Tag weisen die meisten Zellen wieder einen Golgi-Apparat auf, der in Zisternen und Vacuolen elektronendichte Körper und in der Umgebung zahlreiche Elementargranula enthält. Die Golgi-Zone kann sowohl schmal (Zustandsform 1) als auch erweitert sein (Zustandsform 2).

Der Übergang zum normalen Bild ist bei den rückläufigen Veränderungen in der Erholungsphase ebenso fließend wie bei Tieren im Beginn der Durstperiode. Es sei daran erinnert, daß die Bilder der belasteten Zellen auch beim Normaltier schon angedeutet vorhanden sind. Die Beurteilung des Fortschreitens der Normalisierung wird zudem dadurch erschwert, daß in der Erholungsphase Strukturen erscheinen, die in dieser Häufigkeit beim normalen und durstenden Tier nicht beobachtet werden können. Es kommt zu einem massenhaften Auftreten von Autophagosomen (-lysosomen) und Myelinkörpern. Sie finden sich in allen Stadien der Erholungsphase bis zum Schluß der Beobachtungsperiode (5. Tag). Sehr zahlreich sind auch die eingangs beschriebenen Einschlußvorgänge von seiten des endoplasmatischen Reticulums. Zusätzlich entdeckt man in dieser Phase des Experimentes Bilder, die als Fusion von „dense bodies" mit anderen Zellbestandteilen gedeutet werden können (Abb. 26a und b).

Von Interesse scheint uns auch ein Vorgang im Bereich des Golgi-Apparates zu sein, der gelegentlich schon bei Dursttieren beobachtet wird. Sehr häufig sieht man am 1. Tag, seltener auch am 2. Tag der Erholungsphase, daß sich elektronendichte

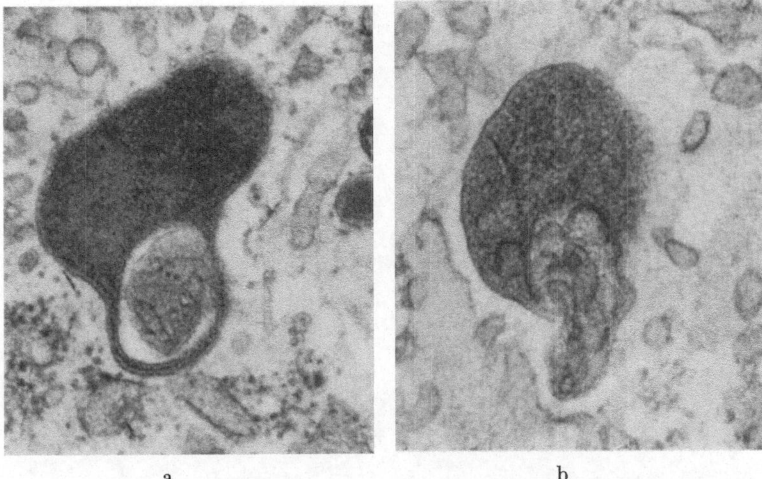

a   b

Abb. 26a u. b. Fusion von „dense bodies" mit Cytoplasma-Bestandteilen bei Tieren in der Erholungsphase. N.so. a 5 Tage; b 3 Tage nach Wiederaufnahme der Wasserzufuhr. Philips EM 300. Vergr. 61600fach (a) und 75200fach (b)

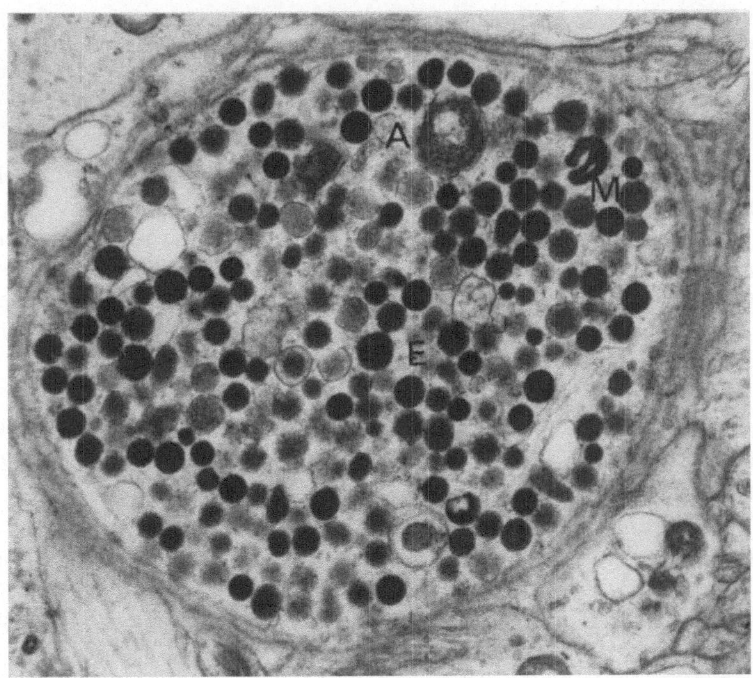

Abb. 27. Herringkörper im Bereich des N.so. beim Normaltier. Inhalt hauptsächlich Elementargranula (E), einige Autophagosomen (A) und Myelinkörper (M). Zeiss EM 9. Vergr. 21000fach

Körper in einer distalen Golgi-Zisterne bilden, die mit einem Stachelsaum („coating", s. S. 36) versehen ist. In der Nachbarschaft von Golgi-Feldern finden sich außerdem „coated vesicles", die einen elektronendichten Kern enthalten. Wir haben sie auf S. 36 als „coated elementary granules" angesprochen (Abb. 18b).

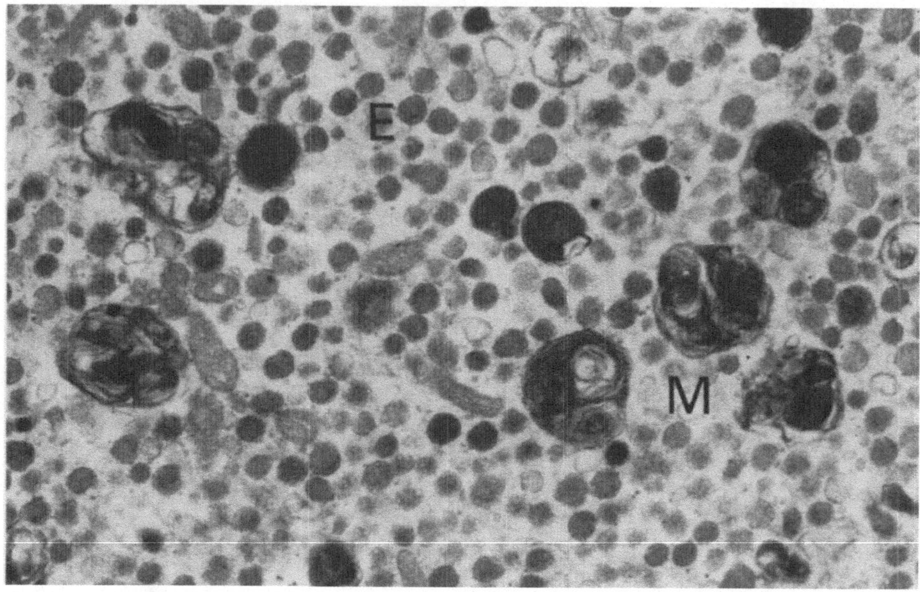

Abb. 28. Herringkörper im Bereich des N.so. nach 14 Tagen Durst. Starke Zunahme der Myelinkörper (*M*). *E* Elementargranula. Zeiss EM 9. Vergr. 24500fach

Herringkörper

Es ist uns bereits bei unseren färberisch-lichtmikroskopischen Untersuchungen aufgefallen, daß sich — entgegen der Erwartung — die im Bereich der Kerngebiete gelegenen Herringkörper auch bei extremer Durstbelastung nicht entleeren, sondern an Zahl eher noch zunehmen (vgl. S. 19). Die Herringkörper erscheinen elektronenmikroskopisch als Nervenfaseranschnitte, die mit Elementargranula vollgestopft sind. Abb. 27 zeigt ein Beispiel von einem Normaltier. Die dicht an dicht liegenden Elementargranula zeigen große Unterschiede in der Elektronenabsorption. Die helleren Granula lassen häufig ein teilweises Fehlen der Membran erkennen. Außerdem sieht man einige Vacuolen größeren Durchmessers, die meist leer sind, aber auch Elementargranula enthalten können. Gelegentlich finden sich Mitochondrien und Myelinkörper.

Die Veränderungen, die diese Herringkörper während und nach Beendigung der Durstbelastung durchmachen, sind sehr auffällig. In ihnen erscheinen massenhaft Autophagosomen und Myelinkörper (Abb. 28, 29). Die Einlagerungen sind bei Tieren in der Erholungsphase noch zahlreicher als während der Durstperiode, Die Elementargranula können weitgehend verschwinden (Abb. 29). Das ist jedoch nicht regelmäßig der Fall. Ihre Elektronendichte ändert sich insgesamt nicht eindeutig.

Diskussion

Wir wollen zunächst versuchen, aus unseren Beobachtungen den Ablauf einzelner Zellfunktionen abzuleiten, von denen wir annehmen, daß sie in direktem

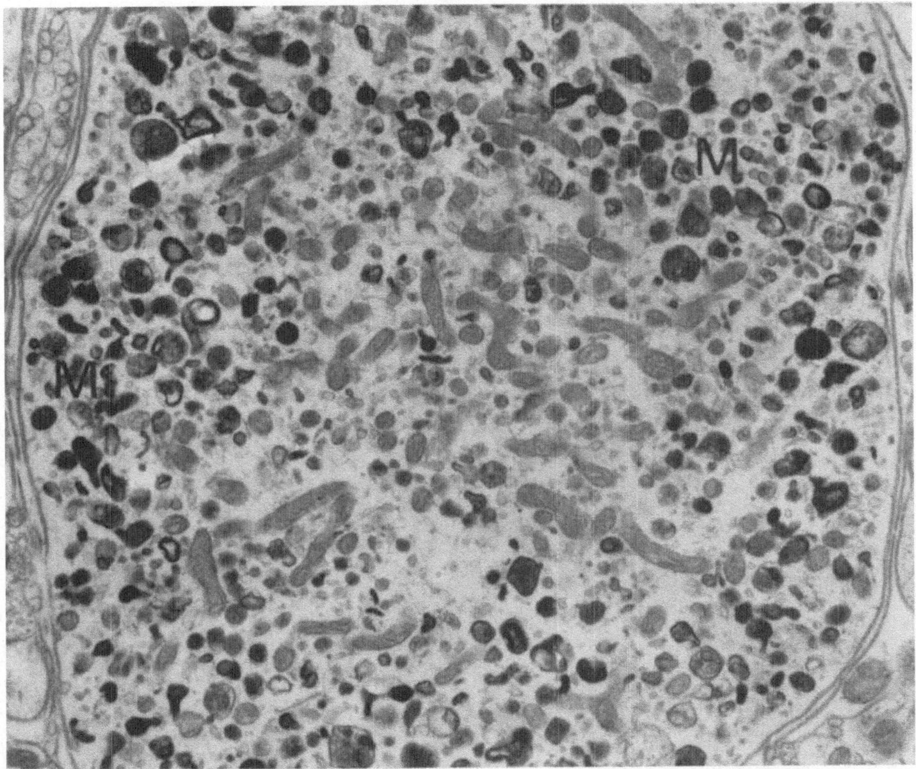

Abb. 29. Herringkörper im Bereich des N.pv. am 5. Tag der Erholungsphase. Weitere starke Zunahme der Myelinkörper (*M*) im Vergleich mit den Abb. 27 und 28. Elementargranula fehlen. Philips EM 300. Vergr. 18800fach

oder indirektem Zusammenhang mit der Elaboration des Neurosekretes stehen. Anschließend soll untersucht werden, inwieweit wir Anhaltspunkte dafür haben, daß diese Einzelfunktionen cyclisch ablaufen und ob es möglich ist, aus dem vorhandenen Material einen Sekretionscyclus der neurosekretorischen Zelle zu rekonstruieren.

Betriebsstoffwechsel der neurosekretorischen Zelle

Energiestoffwechsel

In den Perikarya der neurosekretorischen Zellen des Normaltieres lassen sich mehrere oxydative Enzyme wie LDH, SDH und G-6P-DH histochemisch darstellen. Die Reaktion auf G-6P-DH fällt jedoch weit stärker aus als die Reaktionen auf LDH und SDH und ist geradezu charakteristisch für die neurosekretorischen Kerngebiete (PILGRIM, 1967). Daraus läßt sich möglicherweise schließen, daß die Zellen die für den Syntheseprozeß notwendige Energie größtenteils über den Pentose-Phosphat-Cyclus beziehen, während Krebscyclus und Glykolyse offenbar eine geringere Rolle spielen. Die Beobachtung, daß die Aktivität der G-6P-DH unter funktioneller Belastung stark ansteigt, während LDH und SDH unverändert

4*

bleiben, unterstützt diese Vermutung. Zu ähnlichen Ergebnissen kam auch JONG-
KIND (1967), der die Veränderungen der G-6P-DH- und LDH-Aktivität im N.so.
von 6 Tage durstenden Ratten quantitativ bestimmte.

Eiweißstoffwechsel

Es ist bereits von vielen Autoren beobachtet worden, daß die Zellkerne der
neurosekretorischen Zellen auf osmotische Belastung mit einer Volumenvergrößerung reagieren (HILLARP, 1949; ORTMANN, 1951; EICHNER, 1952; MACHER, 1952;
KOVÁCS u.a., 1954; SLOPER und KING, 1963). Nach unseren Befunden geht diese
„funktionelle Kernschwellung" mit einer Erhöhung der Eiweiß-Synthese des Zellkernes einher. Interessant ist jedoch, daß selbst unter extremer Belastung die
Aminosäure-Inkorporation pro Volumeneinheit Kern konstant ist. Die Eiweiß-
Syntheserate des gesamten Kernes vergrößert sich damit um den gleichen Faktor
wie das Kernvolumen, d.h. sie ist dem Kernvolumen proportional. Nach EICHNER
(1952) nimmt bei 14 Tage durstenden Hunden das mittlere Kernvolumen im Bereich des N.so. auf das 1,4fache des Kontrollwertes zu. Bei 8 Tage durstenden
Ratten vergrößern sich die Zellkerne des N.so. auf das 1,6fache (KOVÁCS u.a.,
1954). Die durchschnittliche Steigerung der H^3-Inkorporation liegt bei unseren
11 Tage durstenden Ratten in der gleichen Größenordnung.

Unsere Ergebnisse zur Kerneiweiß-Syntheserate der neurosekretorischen Zellen
ordnen sich gut in das von MAURER u. Mitarb. entwickelte allgemeine Schema der
Eiweiß-Neubildung der Zelle ein (OEHLERT und SCHULTZE, 1960; CITOLER u.a.,
1966; SCHULTZE, 1968). Danach kann es als wahrscheinlich angesehen werden,
daß die Proportionalität zwischen Eiweiß-Umsatz und Kernvolumen ein allge-
meines biologisches Prinzip ist. Die pro Volumeneinheit mögliche Höhe der
Proteinsyntheserate wird von der Zelle offenbar immer maximal genutzt. Eine
Anpassung an eine erhöhte Anforderung ist dann nur über eine Volumenvergrößerung möglich.

Neben dem mittleren Verhalten des nucleären Eiweiß-Umsatzes interessiert
uns die Variationsbreite zwischen einzelnen Zellen des gleichen Tieres. Wenn man
davon ausgeht, daß alle Zellkerne eines Kerngebietes die gleiche H^3-Aktivität in-
korporiert haben, müssen die Kornzahlen über den angeschnittenen Kernflächen
einer Poisson-Verteilung folgen (vgl. S. 27). Wie die Abb. 9a und b zeigen, ist
dieses bei zweien der unter diesem Aspekt ausgewerteten Kontrolltieren recht gut
der Fall. Bei dem dritten Kontrolltier (Abb. 9c) sowie bei den beiden Dursttieren
(Abb. 10a und b) sind die Verteilungen jedoch wesentlich breiter. Hier sind die
gemessenen Kurven besser mit der Annahme von mindestens zwei nach POISSON
verteilten Populationen vereinbar. Die beiden Zellkernpopulationen weisen eine
unterschiedlich hohe H^3-Aminosäure-Inkorporation auf. Die Erhöhung der mittleren Kernaktivität unter der Belastung käme danach nur durch eine Verschiebung
des Größenverhältnisses der beiden Populationen zustande. Während bei den
beiden Kontrolltieren in Abb. 9a und b fast nur Zellkerne der ersten Klasse mit der
kleineren Kornzahl vorhanden sind, sind bei den beiden Dursttieren die beiden
Klassen ungefähr gleich häufig vertreten. Das dritte Kontrolltier (Abb. 9c) nimmt
dabei eine deutliche Zwischenposition ein. Es ist bezeichnend, daß gerade bei
diesem Tier eine vom Durchschnitt deutlich nach oben abweichende mittlere Kernaktivität gefunden wurde.

Da auch bei den Dursttieren die erste Zellkern-Population immer noch stark vertreten ist, muß man erwarten, daß die mittlere Kernaktivität unter der Durst-belastung um einen kleineren Faktor ansteigt als es dem Verhältnis der mittleren Kornzahlen der beiden Populationen (m_2/m_1) entspricht. Dieses ist tatsächlich der Fall: die mittlere Kernaktivität steigt ca. um den Faktor 1,4, das Verhältnis m_2/m_1 beträgt ca. 1,6. In Wahrheit ist die Diskrepanz sogar noch größer: Nach den Aus-führungen auf S. 52 ist die Aktivität des ganzen Kernes dem Kernvolumen pro-portional. Die Kornzahlen verhalten sich jedoch wie die Kernflächen. Demnach liegt die H^3-Aktivität des gesamten Kernes bei den beiden angenommenen Popu-lationen um einen noch größeren Faktor auseinander als die Kornzahlen (ca. Faktor 2).

Es muß freilich betont werden, daß die Art und Weise, in der wir die beiden theoretischen Poissonkurven eingezeichnet haben, einen Extremfall darstellt. Die gemessenen Verteilungen könnte man sich auch aus mehr als zwei Poissonkurven zusammengesetzt denken. Man brauchte z.B. nur die Flächen unter den beiden eingezeichneten Poissonkurven etwas zu verkleinern, wodurch ein Teil der zwischen m_1 und m_2 gelegenen Kerne als „Übergangsformen" herausfallen würde.

Über die Protein-Syntheserate des Cytoplasmas bzw. der ganzen Zelle können wir aufgrund unserer Beobachtungen nur durchschnittliche Angaben machen. In den Zellen des N.so. ist die Aminosäure-Inkorporation des gesamten Cytoplasmas ungefähr 5mal größer als die des Zellkernes. Nach CITOLER u.a. (1966), die einen Überblick über eine große Zahl von Geweben geben, liegt dieser Wert im all-gemeinen etwas höher (6—8). Die geringfügige Diskrepanz könnte daran liegen, daß wir durch das von uns angewandte Verfahren die Dendriten, die neben dem Perikaryon ebenfalls zur Proteinsynthese befähigt sind, nicht berücksichtigt haben. Nach den Versuchen von DROZ und LEBLOND (1963) an anderen Nerven-zellen ist kaum anzunehmen, daß nach 90 min Versuchszeit der Abtransport von markierten Proteinen aus dem Perikaryon schon eine wesentliche Rolle spielt. Auch CITOLER u.a. (1966) fanden bei anderen Zellarten (Leber, Nebennierenrinde), daß das Verhältnis SK_{cyt}/SK_k selbst 3,5 Std nach der Injektion noch konstant war.

Unter der funktionellen Belastung nimmt der Wert nur unwesentlich zu. Dar-aus resultiert, daß die Aktivität des Cytoplasmas und damit die der ganzen Zelle etwa im gleichen Maße steigt wie diejenige des Zellkernes. Entnehmen wir den Untersuchungen von KOVÁCS u.a. (1954), daß bei 8 Tage durstenden Ratten das Cytoplasma-Kern-Volumenverhältnis im N.so. ebenfalls geringfügig ansteigt, so können wir indirekt schließen, daß sich die cytoplasmatische — ähnlich wie die nucleäre — Korndichte unter der Belastung nicht wesentlich ändern dürfte. Diesen Eindruck gewinnt man auch aus einem Vergleich der Abb. 8a und b.

Ähnliche Untersuchungen wie wir führte MURRAY (1967) an den neurosekre-torischen Zellen der Ratte mit Hilfe von H^3-Tyrosin durch. Die osmotische Be-lastung war in diesem Fall chronisch und erfolgte durch mehrwöchiges Trinken-lassen von Kochsalzlösung. Ähnlich wie wir fand die Autorin nach 2wöchiger Ver-suchsdauer eine starke Erhöhung der Korndichte über den Zellen des N.so. Es wurde jedoch nicht geprüft, inwieweit diese Erhöhung auf Unterschieden der spezifischen Aktivität der freien Aminosäure beruht. Nach unseren Ausführungen auf S. 11f. ist nur unter Berücksichtigung dieser Größe ein Schluß von der Korn-dichte auf die Eiweiß-Umsatzrate erlaubt.

Von einer Reihe von Untersuchern wurde autoradiographisch die Aminosäure-Inkorporation der neurosekretorischen Kerngebiete mit Hilfe von S^{35}-markierten Aminosäuren, insbesondere S^{35}-Cystein und -Cystin untersucht (Goslar u. Schultze, 1958; Sloper, 1958; Sloper u.a., 1960; Ficq u. Flament-Durand, 1963; Sloper u. King, 1963; Wells, 1963; Roux, 1965; Taguchi u.a., 1966; Flament-Durand, 1967; Garweg u. Kortmann, 1968; Talanti u. Pasanen, 1968). Obwohl quantitative Angaben kaum vorliegen, zeigen auch diese Arbeiten, daß die neurosekretorischen Zellen einen relativ hohen Protein-Turnover aufweisen. Es ist nicht völlig geklärt, inwieweit dieser Umstand mit der spezifischen Sekretionsleistung dieser Zellen zusammenhängt. Man geht im allgemeinen von der Annahme Slopers aus, daß markiertes Cystein (Cystin) infolge des Cystein-Reichtums des Neurosekretes eine besondere „Spezifität" für das neurosekretorische System zeigt. Eine solche Schlußfolgerung ist nicht zwingend.

Die Inkorporation einer bestimmten Aminosäure in Zelleiweiß hängt nicht nur von der chemischen Zusammensetzung der einzelnen Zelleiweiß-Fraktionen ab, sondern auch von deren mittlerer Lebensdauer. Nach Citoler (1966) muß der Gehalt der einzelnen Eiweiß-Fraktionen an einer bestimmten Aminosäure durch die jeweilige mittlere Lebensdauer der Fraktionen dividiert werden. Die Summe dieser Ausdrücke ergibt dann — im Unterschied zur chemischen — die „effektive" Aminosäure-Zusammensetzung eines Gewebes. Es ist theoretisch durchaus möglich, daß der höhere Cysteingehalt einer bestimmten Eiweiß-Fraktion (hier: Neurosekret) sich nicht merklich auf die gesamte Cystein-Inkorporation der Zelle auswirkt, wenn es z.B. eine Reihe von anderen Fraktionen mit einer vergleichsweise niedrigen mittleren Lebensdauer (d.h. hoher Umsatzrate) gibt. Eine solche Vermutung wäre aufgrund der von uns beschriebenen erheblichen morphologischen Veränderungen, die die Zelle während ihres Sekretionscyclus erfährt, ohne weiteres möglich. Wir müssen annehmen, daß nicht nur das Neurosekret, sondern auch viele Bausteine der Zelle einem erheblichen Turnover unterliegen.

Unseres Erachtens ist es bisher nicht erwiesen, daß die neurosekretorischen Zellen tatsächlich einen höheren „*effektiven*" Cysteingehalt aufweisen als andere Ganglienzellen mit vergleichbar hohem Eiweiß-Umsatz. Die Autoradiogramme von Oehlert u.a. (1958), Goslar und Schultze (1958) nach Gabe von S^{35}-markierten Thioaminosäuren (deren Cysteingehalt allerdings nicht bekannt war) und diejenigen von Ford u.a. (1961) nach Gabe von S^{35}-Cystin zeigen auch in anderen Regionen des ZNS eine ähnlich hohe Korndichte. Zudem muß berücksichtigt werden, daß die neurosekretorischen Kerngebiete bei Übersichtsaufnahmen infolge der ungewöhnlich dichten Lagerung der Zellen eine zu hohe Korndichte vortäuschen können. Sloper u.a. (1960) haben die Korndichten über N.so.-Zellen und Purkinje-Zellen durch Kornzählungen quantitativ verglichen und über N.so.-Zellen eine höhere Korndichte gefunden. Doch ist ihre Zähltechnik — wie sie selbst einräumen — infolge der unterschiedlich dichten Lagerung der Zellen unzulänglich („unsatisfactory").

Die Prüfung der Frage nach dem „effektiven" Cysteingehalt der neurosekretorischen Zellen läßt sich prinzipiell auch auf einem anderen Wege durchführen. Dabei kann man von der Überlegung ausgehen, daß die Zelleiweiß-Fraktion mit dem vermuteten hohen „effektiven" Cysteingehalt nur im Cytoplasma, nicht aber im Zellkern lokalisiert werden kann. Wenn dieses zutrifft, müßte das Verhältnis der cytoplasmatischen zur nucleären Aktivität (SK_{cyt}/SK_k) nach Gaben von markiertem Cystein höher sein als z. B. nach Injektion von markiertem Phenylalanin. Um das Verhältnis exakt auszählen zu können, ist die autoradiographische Auflösung von S^{35} zu gering. Wir haben deshalb die entsprechende H^3-markierte Aminosäure verwendet, die in Form von H^3-Cystin (oxydierte Form) erhältlich war. [Die Verwendung dieser oxydierten Form der Aminosäure führt nach FORD u. a. (1961), WELLS (1963) und FICQ und FLAMENT-DURAND (1963) ebenfalls zu einer Inkorporation in die neurosekretorischen Zellen bzw. in andere Zellen des ZNS.] Bei den von uns untersuchten Tieren ist sowohl unter Normalbedingungen als auch unter Belastung das Verhältnis der cytoplasmatischen zur nucleären Inkorporation geringfügig höher als nach Injektion von H^3-Phenylalanin. Wir haben also einen gewissen Hinweis auf einen höheren ,,effektiven'' Cysteingehalt des cytoplasmatischen Eiweißes. Die Erhöhung von SK_{cyt}/SK_k ist jedoch so gering, daß sich der Wert immer noch im Rahmen der von CITOLER u. a. gegebenen Verhältniswerte (s. o.) bewegt. Wir entnehmen also unseren H^3-Cystinversuchen, daß der ,,effektive'' Cysteingehalt der neurosekretorischen Zellen nur unwesentlich höher ist als z. B. der ,,effektive'' Phenylalaningehalt.

Allerdings darf bei einem Vergleich der mit H^3- und S^{35}-markiertem Cystein (Cystin) erzielten Ergebnisse die Position der Markierung im Molekül nicht unberücksichtigt bleiben. Kommt es im Stoffwechsel zu einer Abspaltung von Schwefel, was u. a. zur Bildung von Alanin führen kann (LEUTHARDT, 1963), so kann dieser Vorgang im Falle einer H^3-Markierung an einem der C-Atome zu einer veränderten H^3-Inkorporation in Eiweiß führen. (Das gleiche gilt analog für die Verwendung der C^{14}-markierten Aminosäure, vgl. GARWEG u. KORTMANN, 1968). Im Falle des S^{35}-markierten Moleküls würde das Molekül inaktiv und könnte die autoradiographischen Ergebnisse nicht mehr beeinflussen. Es wäre aus diesem Grunde möglich, daß bei der Verwendung von S^{35}-Cystin das Verhältnis der cytoplasmatischen zur nucleären Inkorporation größer ist als nach H^3-Cystin. Aufgrund unserer Ergebnisse können wir letztlich keine Entscheidung darüber treffen, ob S^{35}-Cystin (Cystein) für Untersuchungen des neurosekretorischen Systems geeigneter ist als andere markierte Aminosäuren. Andererseits bietet aber auch die Anwendung von H^3-Cystein (Cystin) — etwa im Hinblick auf die höhere Auflösung, die bei manchen Fragestellungen von Bedeutung sein kann (Elektronenmikroskopie) — bei der Untersuchung der Neurosekretbereitung keine nennenswerten Vorteile.

Synthese und Elaboration des Neurosekretes

Die Sekretbereitung ist in der neurosekretorischen Zelle wie in anderen Drüsenzellen eng mit dem Golgi-Apparat verknüpft. Diese Beobachtung wurde zuerst von PALAY (1960) gemacht und ist seitdem von zahlreichen Untersuchern für verschiedene Tierarten (Wirbeltiere und Wirbellose) bestätigt worden (BARGMANN, 1966, Lit.). Auch aus unserem Material wird deutlich, daß das Neurosekret in den Zisternen des Golgi-Apparates verdichtet wird und sich dann in Form der Elementargranula abschnürt. Infolge der Empfindlichkeit des verwendeten färberischen Neurosekretnachweises konnten wir auch lichtmikroskopisch zeigen, daß das Neurosekret in der Golgi-Zone zuerst sichtbar wird. Weiterhin wird die Bedeutung des Golgi-Apparates in der neurosekretorischen Zelle durch die kräftig positive TPPase-Reaktion und die erheblichen Veränderungen des TPPase-Bildes unter funktioneller Belastung unterstrichen. Das Enzym ist nach den Untersuchungen von Novikoff u. Mitarb. in der Nervenzelle ausschließlich im Golgi-Apparat lokalisiert (Novikoff und Essner, 1962; Goldfischer, 1964). Seine physiologische Funktion ist bis jetzt nicht bekannt. Jongkind und Swaab (1967) fanden mit quantitativer mikrochemischer Methodik ebenfalls einen Anstieg der TPPase-Aktivität in den neurosekretorischen Kerngebieten der Ratte.

Wenn auch das Neurosekret in der Golgi-Zone färberisch und elektronenoptisch erstmals zu erfassen ist, muß doch angenommen werden, daß es im Golgi-Apparat nicht eigentlich entsteht, sondern daß es wie in anderen sezernierenden Zellen im Bereich des granulierten ER synthetisiert wird (Bern und Knowles, 1966; Zambrano und De Robertis, 1967). Am Beispiel der exokrinen Pankreaszelle haben vor allem die Arbeitsgruppen von Hirsch und Palade gezeigt, daß die Zelle für den Export bestimmte Proteine an den angehefteten Ribosomen des ER synthetisiert, diese durch die Membran hindurch in den intrazisternalen Raum bringt und über das intracelluläre Kanalsystem in die Golgi-Zone transportiert. Als Vermittler zwischen dem ER und dem Golgi-Apparat dienen wahrscheinlich die „peripheral small vesicles" (von Hirsch als „X-Körper" bezeichnet), die sich in der Übergangszone zwischen granuliertem und glattem ER („transition elements", Zeigel und Dalton, 1962) abschnüren. Sie nehmen die dort angekommenen Proteine mit und konfluieren wieder, um die proximal gelegene Golgi-Zisterne zu bilden. (Zusammenfassende Darstellungen bei Hirsch, 1964, und Palade, 1966.) Diesen Weg scheinen neusynthetisierte Proteine auch in einer Reihe von anderen Zellarten zu nehmen (Lit. bei Beams und Kessel, 1968; Mölbert, 1968). Unsere Beobachtungen an den neurosekretorischen Zellen der Ratte können in dem gleichen Sinne interpretiert werden. Man ist geneigt, in diesem Vorgang einen Hinweis dafür zu sehen, daß diese Zellen Eigenschaften von Drüsenzellen haben. Doch konnte Droz (1965, 1967) zeigen, daß auch in „gewöhnlichen" Nervenzellen die neusynthetisierten Proteine den gleichen Weg nehmen.

Die soeben in großen Zügen wiedergegebenen Vorstellungen über den Sekretionsmechanismus führen unseres Erachtens zu einem weiteren Gedanken: Es ist anzunehmen, daß dem granulierten endoplasmatischen Reticulum durch diesen Vorgang ständig Membranmaterial verlorengeht, das in Form der Vesikel zum Golgi-Apparat gelangt, diesen durchläuft und auf seiner distalen Seite wieder abgegeben wird. In der Literatur wurde schon wiederholt angenommen, daß der Golgi-Apparat ständig in der Richtung von proximal nach distal erneuert wird (Beams und Kessel, 1968, Lit.). Sjöstrand (1968) hält seine Rolle als Umschlagplatz für celluläres Membranmaterial für noch wichtiger als seine Beteiligung an der Kondensation des Sekretes. Von einigen Autoren ist bereits früher beschrieben worden, daß sich die Nissl-Substanz in osmotisch belasteten neurosekretorischen Zellen bis auf einen schmalen, randständigen Saum auflöst (Lit. bei Bargmann, 1954; Diepen, 1962). Unsere Bilder demonstrieren, daß der freiwerdende Raum vom Golgi-Apparat eingenommen wird. Wir nehmen an, daß dieses die Folge eines Membranflusses aus dem granulierten ER zum Golgi-Apparat ist. Wahrscheinlich verlieren die Membranen des granulierten ER ihre Ribosomen und werden dem glatten ER bzw. dem Golgi-Apparat zugeschlagen. Dieser Vorgang dürfte integraler Bestandteil des Sekretbildungsmechanismus sein. Interessant ist in diesem

Zusammenhang, daß schon BARGMANN (1949) und SCHARRER und SCHARRER (1954) die Vorstellung entwickelt haben, das Neurosekret entstehe „auf Kosten" der Nissl-Substanz.

Mit großer Wahrscheinlichkeit übersteigt die Menge des am Golgi-Apparat „eintreffenden" Membranmaterials diejenige, die als Hülle für die Elementargranula benötigt wird. Unsere im folgenden Abschnitt besprochenen Befunde zur Entstehung der Lysosomen sprechen dafür, daß der Überschuß über „multivesicular bodies" in Lysosomen überführt und abgebaut wird. Wie im letzten Abschnitt im einzelnen beschrieben, schließen wir weiterhin aus unseren Beobachtungen, daß die Zelle nach einer Phase intensiver Sekretbildung eine regenerative Phase durchläuft, in der die Membranen im Bereich des granulierten ER erneuert werden. Über die Synthesevorgänge bei der Neubildung von intracellulären Membranen herrscht noch weitgehend Unklarheit. Jedenfalls wissen wir, daß mit dem Sekretionsprozeß ein als „phospholipid effect" bekannter, erheblicher Turnover von Membranbausteinen verbunden ist (HOKIN, 1968, Lit.). Interessant ist in diesem Zusammenhang auch, daß im Verlaufe der Differenzierung von Leberzellen während der Ontogenese neues Membranmaterial im Bereich des granulierten ER entsteht und anschließend zu glattem ER wird (DALLNER, SIEKEVITZ und PALADE, 1966a und b).

Lysosomen der neurosekretorischen Zelle

Nach den Angaben in der Literatur treten die Lysosomen in neurosekretorischen Zellen als typische „dense bodies" mit dichter homogener bis feingranulärer Matrix auf, die von einer einfachen Membran umgeben sind. Die Abgrenzung dieser Strukturen von den Elementargranula wurde erstmals von PALAY (1960) für den Nucleus praeopticus des Goldfisches und von MURAKAMI (1962) für den Nucleus supraopticus der Maus durchgeführt. Die Bedeutung dieser Gebilde war zunächst jedoch noch unklar (vgl. auch LEDERIS, 1962, 1964; MURAKAMI, 1963, und KAWABATA, 1964). Erst MURAKAMI (1964) und OSINCHAK (1964) konnten die „dense bodies" in den neurosekretorischen Zellen der Kröte bzw. Ratte durch den Nachweis der sauren Phosphatase als Lysosomen identifizieren.

Histochemie der Lysosomen

Nach unseren Beobachtungen enthalten die neurosekretorischen Zellen zahlreiche hydrolytische Enzyme, die allgemein — bis auf die im Golgi-Apparat lokalisierte TPPase — als typisch lysosomal gelten (GAHAN, 1967). Der alleinige qualitative Nachweis kann deshalb schwerlich für eine Charakterisierung dieser speziellen Lysosomen herangezogen werden. Von Interesse wäre es, das quantitative Verhältnis der einzelnen Enzymaktivitäten zueinander zu kennen und die neurosekretorischen Zellen durch das so ermittelte spezifische lysosomale „Enzymmuster" von anderen Zellen abzugrenzen. Eine derartige Untersuchung liegt jedoch noch nicht vor. Ein Hinweis auf die Bedeutung des lysosomalen Enzymmusters ergibt sich schon aus dem visuellen Vergleich des Verhaltens der verschiedenen Enzyme unter der Durstbelastung. So nehmen z.B. s.Pase, 5'-Nucleotidase und Sulfatase an Aktivität zu, während sich β-Glucuronidase und Esterase nicht merklich verändern oder gar abnehmen.

Einige vergleichbare Untersuchungen über das Verhalten hydrolytischer Enzyme unter osmotischer Belastung finden sich in der Literatur. So beobachteten Kawashima u. a. (1964) an einer Sperlingsart und Kabisch und Luppa (1968) am Karpfen, daß die Aktivität der s.Pase zunimmt. Dagegen fanden Jongkind und Swaab (1968) mittels quantitativer mikrochemischer Methodik bei durstenden Ratten keine Veränderung der s.Pase. Doch sei darauf hingewiesen, daß in der Zelle wahrscheinlich mehrere saure Phosphatasen mit unterschiedlicher Substratspezifität vorkommen (Rosenbaum und Rolon, 1962; Kabisch und Luppa, 1968). Wir haben gezeigt, daß die Anwendung der Azo-Kupplungsmethode ebenfalls nicht zu einer Änderung der s.Pase-Aktivität führt. Weiterhin beobachteten Pepler und Pearse (1957) an Ratten eine Aktivitätszunahme der Acetylcholinesterase und eine Abnahme der unspezifischen Indoxylacetat-Esterase. Diese unspezifische Esterase erwies sich bei weiteren Untersuchungen (Pearse, 1958) als resistent gegen E 600.

Abgesehen von der Reaktion auf hydrolytische Enzyme stellen sich die Lysosomen der neurosekretorischen Zellen offenbar auch mit der PAS-Reaktion dar. Dieses müssen wir aus der perinucleären Anhäufung des PAS-positiven Materials schließen, die auch schon von Eichner (1958) beobachtet wurde. Doch kann auch eine lysosomale PAS-Reaktion nicht als spezifische Eigenschaft der neurosekretorischen Zellen angesehen werden, wie sich aus dem Vergleich mit anderen Geweben ergibt (Gahan, 1967).

Insgesamt müssen wir feststellen, daß die histochemische Untersuchung keine Antwort auf die eingangs gestellte Frage nach der spezifischen Funktion der Lysosomen in der neurosekretorischen Zelle ergibt.

Herkunft und Funktion der Lysosomen

Mehr Information über die besondere Bedeutung dieser Lysosomen erhofften wir uns durch die elektronenmikroskopische Untersuchung ihres Entstehungsmodus und Gestaltwandels, zumal diesen Fragen in der umfangreichen elektronenmikroskopischen Literatur über neurosekretorische Probleme nur wenig Aufmerksamkeit geschenkt worden ist.

Palay (1960), der die „type 2 droplets" als eine besondere Form von Neurosekret anspricht, vermutet ihre Entstehung aus „multivesicular bodies". Er nimmt ferner an, „that they are concerned with some other function, perhaps with intracellular metabolic events". Diese Ansicht vertritt auch Murakami (1964). Osinchak (1964) diskutiert die Möglichkeit der Entstehung aus dem Golgi-Apparat oder als spontan membranbildende „foci of physiologic autolysis" (vgl. Ashford und Porter, 1962; Swift und Hruban, 1964). Nemetschek-Gansler (1965) deutet an, daß „Lysosomen und multivesiculäre Granula mit dem agranulären Reticulum in Verbindung stehen". Kawabata (1966) beobachtete gehäuftes Auftreten von Cytolysosomen (Autolysosomen) im N.so. der Ratte nach i.p.-Injektion von Trypanblau. Lane (1966) beschreibt Lysosomen in neurosekretorischen Zellen von Schnecken und nimmt an, daß zwischen diesen und dem Golgi-Apparat eine funktionelle Beziehung besteht. Lysosomen, die offensichtlich autophagischer Herkunft sind, wurden auch von Gersch und Ude (1967) in neurosekretorischen Zellen von Enchytraeus beobachtet und mit dem Abbau der bei der Sekretbereitung verbrauchten Strukturen in Zusammenhang gebracht.

Wir wollen versuchen, zunächst eine systematische Übersicht über die verschiedenen Wege zu gewinnen, auf denen nach unseren Beobachtungen in der neurosekretorischen Zelle der Ratte Lysosomen gebildet werden.

1. Lysosomen können aus örtlichen Erweiterungen des glatten endoplasmatischen Reticulums (nicht des eigentlichen Golgi-Apparates) hervorgehen. Seitliche Aussackungen des glatten ER erhalten zunächst einen schwach elektronendichten Inhalt. Dieser wird zunehmend kondensiert, bis er die typische granuläre, elektronendichte Struktur der lysosomalen Matrix erreicht. Unter Umständen können, während diese Gebilde noch mit dem ER in Zusammenhang stehen, bereits multilamelläre Strukturen in ihnen nachgewiesen werden. Parallel zu dem Kondensationsvorgang schnüren sie sich aus dem Verband des ER ab und gewinnen über meist ovale Zwischenformen typische kreisförmige Gestalt. Es besteht auch die Möglichkeit, daß sich die beiden Enden eines Profiles zunächst zu Hantelformen erweitern. Nach unseren Beobachtungen kann man annehmen, daß diese ebenfalls zu runden „dense bodies" werden, indem sie sich hufeisenförmig krümmen, so daß die erweiterten Enden nebeneinander zu liegen kommen. Auf einen derartigen Prozeß weisen die häufiger beobachteten Lysosomen hin, die zwar weitgehend abgerundet sind, aber eine zuweilen weit ins Innere reichende Einbuchtung aufweisen.

2. Lysosomen können aus „multivesicular bodies" entstehen. Diese bilden sich ihrerseits, indem sich die sog. distale Golgi-Zisterne hufeisenförmig krümmt, an den Enden verschmilzt und dabei einige distale Vesikel einschließt. Die anfangs sehr helle Matrix der MVB wird zunehmend dichter, bekommt eine granulierte Struktur und deckt die eingeschlossenen Vesikel weitgehend zu. Aufgrund des Bildungsvorganges besitzen die MVB anfangs eine doppelte Membran, die aber bereits frühzeitig streckenweise und später vollständig zu einer einheitlichen Membran verschmilzt. Typisch scheint uns zu sein, daß die Membran vieler MVB deutlich dicker ist als die sog. Einheitsmembran.

3. Lysosomen können durch einen ähnlichen Vorgang, wie unter 2. beschrieben, dadurch entstehen, daß Anteile des glatten oder granulierten ER „unspezifisches" cytoplasmatisches Material einschließen. Diese Einschlußkörper können Mitochondrien, Elementargranula, Ribosomen und weiteres Membranmaterial enthalten und werden nach DE DUVE und WATTIAUX (1966) als Autophagosomen bzw. Autolysosomen bezeichnet.

Zu 1. Ähnliche Vorgänge wie unter 1. sind in anderen Nervenzellen schon von NOVIKOFF u. Mitarb. beschrieben worden. Diese Autoren fassen die engen räumlichen und funktionellen Beziehungen zwischen *G*olgi-Apparat, glattem *e*ndoplasmatischem *R*eticulum und *L*ysosomen in dem Ausdruck GERL zusammen (NOVIKOFF u.a., 1964; HOLTZMAN u.a., 1967; NOVIKOFF, 1967a). Maßgeblich für dieses Konzept war der Nachweis von saurer Phosphatase in Golgi-Zisternen, Golgi-Vesikeln, in der Golgi-Zone gelegenem glatten ER und Lysosomen. Die gleiche Lokalisation der s.Pase-Aktivität konnten wir in den neurosekretorischen Zellen feststellen. Insbesondere trifft in unserem Falle die von HOLTZMAN u.a. (1967) am Ganglion nodosum beobachtete Entstehung von Lysosomen aus sog. „focal dilatations" des glatten ER zu. Folgen wir der Definition von DE DUVE und WATTIAUX (1966), so sind wir zunächst geneigt, die aus dem glatten ER entstehenden „dense bodies" als sog. primäre Lysosomen anzusehen, die vorerst noch keinen Verdauungsprozeß durchmachen, sondern in der Zelle auf Abruf bereitstehen. Nach DE DUVE fusionieren diese mit hydrolytischen Enzymen gefüllten Zellorganellen im Bedarfsfalle mit phagocytiertem fremdem oder zelleigenem

Material (Hetero- bzw. Autophagosomen) und leiten so den Verdauungsprozeß ein. Gegen die Übertragung einer derartigen Vorstellung auf die neurosekretorische Zelle spricht, daß wir in unserem Material — von gewissen Ausnahmen abgesehen (s. u.) — niemals derartige Fusionsvorgänge gesehen haben. Dieser Umstand steht in krassem Gegensatz zu der großen Zahl von „dense bodies" in unseren Zellen. Man wäre gezwungen anzunehmen, daß die Zelle fortlaufend eine überschüssige Produktion von primären Lysosomen in Gang hält. Unseres Erachtens liegt folgende Annahme näher: Diese Art von Lysosomen sind Folgeerscheinungen eines Verdauungsprozesses, der bereits in den Zisternen des glatten ER abläuft. Die granuläre Matrix ist dann nicht ein morphologisches Äquivalent der darin enthaltenen Enzymproteine, sondern „unverdauliches" Endprodukt des bereits abgelaufenen Digestionsprozesses. Für eine solche Auffassung sprechen auch die innerhalb des glatten ER beobachteten lamellären Strukturen (Abb. 12), die allgemein als Zeichen einer abgeschlossenen lysosomalen Verdauung gelten (vgl. auch NOVIKOFF, 1967b). Damit wären die typischen „dense bodies" der neurosekretorischen Zelle nicht primäre, sondern sekundäre Lysosomen. Mit dieser Annahme soll keineswegs ausgeschlossen werden, daß der Verdauungsprozeß auch nach der Abschnürung aus dem ER noch weiterlaufen kann. Die Beobachtung großer Unterschiede in der Stärke der s.Pase-Reaktion (vgl. Abb. 21) läßt vermuten, daß die Enzymaktivität in den „dense bodies" allmählich abklingt. Außerdem haben wir Anhaltspunkte dafür, daß „dense bodies" zumindest in der Erholungsphase noch einmal einen neuen Verdauungscyclus durchlaufen können, indem sie andere Bestandteile der Zelle einschließen (vgl. Abb. 26).

Die Frage nach der Natur der Stoffe, die im glatten ER abgebaut werden, ist offen. Möglicherweise handelt es sich um Substanzen, die bei der Sekretsynthese im granulierten ER gebraucht wurden und nun zusammen mit dem Sekret in die Golgi-Zone gelangen (Enzymproteine?). Während das Sekret im Golgi-Apparat kondensiert wird, werden diese nicht mehr benötigten Stoffe zum Abbau in das glatte ER geleitet. Interessant ist, daß in der Golgi-Zone gelegentlich „Fehlleitungen" vorkommen. So lassen z. B. Elementargranula häufiger eine Reaktion auf s.Pase erkennen — ein Befund, der auch von OSINCHAK (1964) und LANE (1966) beschrieben wurde. Man könnte vermuten, daß hier hydrolytische Enzyme „versehentlich" in die sich abschnürenden Golgi-Vacuolen geraten sind. Andererseits ist es möglich, daß Sekret in die distale Golgi-Zisterne gelangt und dort in Form von Elementargranula abgegeben wird, die an der Oberfläche einen „Stachelsaum" tragen („coated elementary granules"). Derartige Vorgänge sind unmittelbar nach Wiederbeginn der Wasserzufuhr sehr häufig zu beobachten. Es wäre denkbar, daß darin nicht eine „Fehlleitung", sondern ein gezielter Mechanismus zur Beseitigung überschüssigen Sekretes zu sehen ist.

Zu 2. „Multivesicular bodies" sind in den Perikarya neurosekretorischer Zellen von verschiedenen Autoren beobachtet worden (PALAY, 1960; LEDERIS, 1962; RÖHLICH u. a., 1962; MURAKAMI, 1964; KAWABATA, 1964; OSINCHAK, 1964; NEMETSCHEK-GANSLER, 1965). PALAY (1960), LEDERIS (1962) und RÖHLICH u. a. (1962) beschrieben Übergangsformen zwischen MVB und „dense bodies", waren sich aber über die Identität der „dense bodies" unklar. MVB werden auch in gewöhnlichen Nervenzellen angetroffen, wo es ebenfalls Übergänge zwischen ihnen und „dense bodies" gibt (NOVIKOFF u. a., 1964; HOLTZMAN u. a., 1967). Darüber hinaus kommen diese Gebilde in einer ganzen Reihe von weiteren Zellarten vor (Lit. bei MERKER, 1965; HOLTZMAN u. DOMINITZ, 1968). Sie sind offenbar nicht einheitlicher Genese. Mindestens zwei Entstehungsorte sind belegt: 1. Entstehung aus pinocytotischen Bläschen an der Zelloberfläche (auch möglich bei Nervenzellen; ROSENBLUTH u. WISSIG, 1964). In diesem Falle würde es sich um Heterophagosomen bzw. -lysosomen handeln. 2. Entstehung im oder in der Nähe des Golgi-Apparates, wobei der Entstehungsmodus im einzelnen bisher unklar war. Diese zweite Möglichkeit scheint besonders für sekretorisch tätige Zellen zuzutreffen (MERKER, 1965). Ihre Bedeutung für den Sekretionsvorgang ist bisher jedoch nur im Fall der Prolactinzellen der Adenohypophyse näher bekannt geworden (SMITH u. FARQUHAR, 1966). Danach werden im Zustand der Überproduktion überschüssige Sekretgranula in MVB aufgenommen und abgebaut. Wir haben zwar ebenfalls gelegentlich in MVB eingeschlossene Elementargranula beobachtet, sind aber nicht in der Lage zu entscheiden, ob es sich dabei um gezielte Prozesse handelt. Wir verweisen in diesem Zusammenhang auch auf die „coated elementary granules" (s.o.), die der Beseitigung überschüssigen Sekretes dienen könnten. Möglicherweise ist die neurosekretorische Zelle jedoch auf einen derartigen Kontrollmechanismus nicht angewiesen, da sie im Gegensatz zu anderen sezernierenden Zellen überschüssiges Sekret in ihren Fortsätzen stapeln kann (vgl. S. 64). Wir möchten die Funktion der MVB in der neurosekretorischen Zelle in einer ganz anderen Richtung suchen. Unsere Vermutungen sollen in der folgenden Hypothese formuliert werden:

In dem gleichen Maße, wie die auf dem Wege 1. entstehenden Lysosomen bei der Neurosekretbereitung verbrauchte Stoffe aus den Zisternen des ER fortschaffen, verarbeiten die MVB das bei der Sekretbereitung verbrauchte Membranmaterial der Zelle. Wie auf S. 56f. diskutiert, nehmen wir an, daß bei der Sekretbereitung fortlaufend aus dem Ergastoplasma stammendes Membranmaterial in Golgi-Lamellen transformiert wird. Im weiteren Verlauf lösen sich die Membranen auf der distalen Seite des Golgi-Apparates wieder aus dem Verband bzw. sie werden in Form der distalen Vesikel sequestriert. Das Membranmaterial wird dann in den MVB abgebaut, wodurch diese ebenfalls zu „dense bodies" werden. Nach dieser Vorstellung müßten wir die MVB der neurosekretorischen Zelle als Autophagosomen (soweit sie keine s.Pase enthalten) bzw. als Autolysosomen bezeichnen.

Auf der anderen Seite beweist der Übergang von MVB in „dense bodies", daß zumindest ein Teil dieser Strukturen sekundäre Lysosomen sind. Unseres Erachtens stützt dieser Umstand die unter 1. vertretene These, daß auch die übrigen „dense bodies", die sich morphologisch und cytochemisch nicht von den aus MVB entstandenen unterscheiden, sekundäre Lysosomen darstellen.

Zu 3. Sollte die unter 2. vorgetragene Hypothese zutreffen, bestünde zwischen MVB und den typischen, aus Anteilen des endoplasmatischen Reticulums hervorgehenden Autolysosomen kein prinzipieller Unterschied. Die MVB würden sich dann lediglich dadurch abheben, daß sich das eingeschlossene cytoplasmatische Material im wesentlichen auf Golgi-Vesikel beschränkt. Typische Autolysosomen bzw. ihre Vorstufen (Autophagosomen) sind bisher in den neurosekretorischen Zellen nur von wenigen Autoren beschrieben worden (OSINCHAK, 1964; KAWABATA, 1966; GERSCH und UDE, 1967). Das mag daran liegen, daß diese Gebilde beim

Normaltier nur spärlich vorhanden sind. Unter der Durstbelastung steigt ihre Zahl zwar an, in großen Mengen kommen sie jedoch erst in der Erholungsphase vor. Nach allgemeiner Auffassung beseitigt die Zelle durch Autophagie abgenutzte und überflüssige Teile ihrer Ausstattung (DE DUVE und WATTIAUX, 1966). Es erscheint deshalb verständlich, daß auch die neurosekretorische Zelle nach Beendigung der erhöhten Beanspruchung ihren vergrößerten Syntheseapparat mit Hilfe von Autolysosomen wieder abbaut.

Obwohl Autolysosomen in den verschiedensten Zellen gefunden werden — vor allem unter experimentellen und pathologischen Bedingungen — gibt es keine allgemein verbindliche Aussage über die Art ihrer Entstehung (DE DUVE und WATTIAUX, 1966; GAHAN, 1967). Eine der Möglichkeiten, die diskutiert werden, ist der Einschluß von Zellmaterial durch das (glatte) endoplasmatische Reticulum. Dieses scheint nach den Beobachtungen von HOLTZMAN u. a. (1967) auch für normale Nervenzellen während der chromatolytischen Reaktion zuzutreffen. Offen ist weiterhin die Frage nach dem Weg, auf dem die s.Pase bzw. andere hydrolytische Enzyme in die Autophagosomen hineingelangen. Nach DE DUVE sollte dieses durch Aufnahme von primären Lysosomen in die Autophagosomen zustande kommen. Nach unseren Beobachtungen wurde das in gewisser Hinsicht für die MVB zutreffen, wenn man die s.Pase-enthaltenden Golgi-Vesikel als primäre Lysosomen ansieht (NOVIKOFF, 1967b). Für die eigentlichen Autophagosomen scheint uns jedoch wahrscheinlicher zu sein, daß das endoplasmatische Reticulum die Enzyme bereits enthält und durch anschließenden Abbau der inneren Membran in die Vacuole hinein ergießt (vgl. NOVIKOFF u. SHIN, 1964). Eine entsprechende Reaktion auf s.Pase konnten wir zwar im glatten ER nachweisen, nicht aber im granulierten ER, das nach unseren Beobachtungen ebenfalls Autophagosomen bilden kann. Es erscheint jedoch möglich, daß das Enzym, als dessen Syntheseort wir ebenfalls das granulierte ER annehmen (vgl. COHN u.a., 1966), unter den Bedingungen des Einschließungsvorganges bereits an Ort und Stelle aktiviert wird. Auf einen derartigen Vorgang lassen auch die Beobachtungen von BEAULATON (1967) an der Prothoraxdrüse von Antheraea pernyi und von MAGGI und ODDY (1968) an der Mäuseniere schließen.

Abschließend sollen noch einmal die verschiedenen Denkmöglichkeiten hinsichtlich Herkunft und Funktion der Lysosomen in der neurosekretorischen Zelle zusammengefaßt werden: Die typischen „dense bodies" der neurosekretorischen Zelle entstehen im Prinzip auf zwei verschiedenen Wegen. Sie sind in jedem Falle Folge eines abgelaufenen oder noch ablaufenden Digestionsprozesses und erfüllen damit die Erfordernisse für ihre Klassifikation als sekundäre Lysosomen. Als primäre Lysosomen können allenfalls die Golgi-Vesikel angesehen werden. Diese haben eine Bedeutung als Überträger von hydrolytischen Enzymen jedoch nur für die aus „multivesicular bodies" entstehenden Lysosomen. Die Bedeutung der Lysosomen besteht einmal in der Beseitigung eines intrazisternal, d.h. über das endoplasmatische Reticulum in die Golgi-Zone gelangten, nicht näher zu definierenden Materials. Es ist möglich, daß dieses zunächst integraler Bestandteil des Neurosekretes bzw. des Sekretbildungsmechanismus (Enzymproteine?) ist und erst kurz vor der Formierung der eigentlichen Elementargranula abgespalten und in eine andere Richtung geleitet wird. Ferner bauen die Lysosomen das bei der Sekretbereitung automatisch aus der Peripherie in die Golgi-Zone gelangende

Membranmaterial ab. Diese beiden Funktionen sind notwendiger Bestandteil der Sekretbereitung. Sie sind wichtig für die normale Zelle und treten in verstärktem Maße bei der Stimulierung der synthetischen Aktivität der Zelle unter Durstbelastung auf. Die große Zahl der Lysosomen, die die neurosekretorische Zelle vor gewöhnlichen Nervenzellen auszeichnet, kann somit direkt aus der zusätzlichen sekretorischen Leistung dieser Zellen verstanden werden. Darüber hinaus hat die Zelle die Möglichkeit, größere Cytoplasmabezirke und ganze Zellorganellen einzuschließen und abzubauen. Ob solche Vorgänge notwendiger Bestandteil eines normalen oder gesteigeren Turnovers sind, steht dahin. Bei den von uns studierten Zellen scheint ihnen eine besondere Bedeutung jedenfalls dann zuzukommen, wenn nach Beendigung der Belastung eine Involution der hypertrophierten Zelle erfolgt. Ob auch diese Autolysosomen in „dense bodies" übergehen können, kann nicht entschieden werden.

Schicksal der Lysosomen

Es wird allgemein angenommen, daß die Lysosomen nach abgelaufener Verdauung in sog. „residual bodies" übergehen. Diese sollen unverdautes (unverdauliches?) Material enthalten, das wohl in der Hauptsache aus Lipiden besteht und morphologisch als Membranfragmente (Myelinfiguren) oder auch als amorphes elektronendichtes Material in Erscheinung tritt (DE DUVE und WATTIAUX, 1966). Die charakteristischen Myelinfiguren finden sich in den neurosekretorischen Zellen in großer Zahl während der Erholungsphase — ein Umstand, der ihre Entstehung aus Autolysosomen wahrscheinlich macht. Nach den Ausführungen im vorhergehenden Abschnitt ist außerdem die granuläre Matrix der „dense bodies" als ein Residuum der lysosomalen Verdauung anzusehen (vgl. SMITH und FARQUHAR, 1966; NOVIKOFF, 1967b). Typisch für die von uns beobachteten „residual bodies" sind weiterhin die beschriebenen Einschlüsse von Lipidtropfen. SMITH und FARQUHAR (1966) haben diese beispielsweise an ihrem Material (Prolactinzellen der Adenohypophyse) ebenfalls beobachtet und als Residuen eines cellulären Involutionsprozesses gedeutet. Interessant ist in diesem Zusammenhang auch das gehäufte Vorkommen von Lipidvacuolen im Lipofuscinpigment gealterter Nervenzellen (SAMORAJSKI u.a., 1965), da es heute als gesichert gelten kann, daß es sich beim Lipofuscin ebenfalls um eine Spätform von Lysosomen handelt (NOVIKOFF, 1967b).

Es ist noch ungeklärt, inwieweit Zellen höherer Lebewesen die Möglichkeit haben, sich von den Residuen der intracellulären Verdauung durch Abgabe nach außen zu befreien. Wahrscheinlich befinden sich die Zellen in der Regel in einem Zustand, den DE DUVE (1964) als „cellular constipation" bezeichnete. Die Anhäufung von Lipofuscin in alternden Zellen mag in diesem Sinne gedeutet werden. Für die neurosekretorische Zelle scheint sich das Problem besonders nachdrücklich zu stellen, da ihre Produktion an Lysosomen relativ hoch ist. Einen Hinweis gibt hier unsere Beobachtung, daß sich die sog. Herringkörper im Verlaufe der experimentellen Belastung zunehmend mit Myelinkörpern füllen. Offenbar besitzt die Zelle in ihnen Stapelorgane, in denen neben Elementargranula auch „residual bodies" intracellulär gespeichert werden können.

Diese Beobachtung gibt zu weiteren Überlegungen über die Natur der Herringkörper Anlaß. Im Zusammenhang mit diesen Strukturen hat sich das Interesse der Untersucher bisher im wesentlichen nur auf die *Neuriten* der sekretorischen Zellen konzentriert (Diepen, 1962, Lit.). Das erscheint berechtigt, soweit die Herringkörper im Bereich des Tractus supraoptico-hypophyseus betroffen sind — nicht jedoch für den Bereich der Kerngebiete. Dagegen spricht ihre typische Lage zwischen N.pv. und Ventrikeloberfläche einerseits und N.so. und basaler Hirnoberfläche andererseits (vgl. Abb. 4a und b). Dieser Befund ist aus topographischen Gründen schlecht mit der Annahme vereinbar, daß es sich hierbei um Teile von Neuriten handelt, da der Tractus paraventriculo-supraoptico-hypophyseus den N.pv. nach lateral und den N.so. nach dorso-medial verläßt. Diepen und Engelhardt (1958) haben die Herringkörper im Bereich des N.so. aus dem gleichen Grunde als Endigungen von Neuriten sog. kurzer Neurone aus dem N.pv. gedeutet. Damit ist jedoch noch keine Erklärung für die Herringkörper im Bereich des N.pv. gefunden. Wenn unsere Ansicht zutrifft, daß die Herringkörper im Bereich der Kerngebiete Stapelorte darstellen, liegt es unseres Erachtens näher, diese Gebilde als Auftreibungen von *Dendriten* zu betrachten. Eine solche Erklärung scheint uns sowohl vom anatomischen als vom physiologischen Standpunkt befriedigend zu sein.

Möglicherweise hat unsere Beobachtung allgemeinere Bedeutung. So beschreibt z.B. Wächtler (zit .nach Pearse, 1967) eine auffällige Anhäufung von Lysosomen an der Basis mancher Nervenzellen im Gehirn von Urodelen, die unter Umständen in einem ähnlichen Sinne gedeutet werden könnte. Offen ist die Frage, wie lange die „residual bodies" in den Herringkörpern verbleiben. Es wäre von Interesse, dieser Frage durch Langzeitexperimente und Beobachtungen an älteren Tieren nachzugehen.

Sekretionscyclus der neurosekretorischen Zelle

Bisher wurde außer acht gelassen, daß die besprochenen Einzelfunktionen nicht gleichzeitig in allen Zellen mit derselben Intensität ablaufen. Dieser Umstand soll im folgenden besprochen werden.

In der Literatur sind Hinweise darauf, daß sich die Zellen der neurosekretorischen Hypothalamuskerne *beim Normaltier* in unterschiedlichen Funktionszuständen befinden, häufiger anzutreffen.

So wurden färberisch-lichtmikroskopisch unterschiedliche Mengen von Neurosekret und Nissl-Substanz und unterschiedliche Größen von Zelle, Zellkern und Nucleolus beschrieben (Scharrer, 1941, zit. nach Scharrer und Scharrer, 1954; Bargmann, 1949; Ortmann, 1951; Hagen, 1952; Bachrach, 1957; Zambrano u. Mordoh, 1966). Elektronenmikroskopische Beobachtungen (z. T. an niederen Tieren) über die Verteilung von endoplasmatischem Reticulum, Golgi-Apparat und Elementargranula weisen in die gleiche Richtung (Bern u. a., 1961; Röhlich u. a., 1962; Murakami, 1964; Zambrano u. De Robertis, 1966). Auch die Aktivitäten verschiedener Enzyme zeigen von Zelle zu Zelle auffällige Unterschiede (Pilgrim, 1967; Kabisch u. Luppa, 1968). — Unklar ist, inwieweit die von Kroon (1963) und Kroon und Goossens (1967) näher untersuchten, „dunklen" Zellen in den neurosekretorischen Kernen der Ratte bestimmte Funktionszustände darstellen. Sie kommen auch in anderen Anteilen des Nervensystems vor und sind schon seit langem Gegenstand zahlreicher Kontroversen (Scharf, 1958; Cammermeyer, 1962). Wir haben im Nissl-Bild ebenfalls derartige Zellen beobachtet, die jedoch in keiner erkennbaren Korrelation zu den von uns beschriebenen Funktionsstadien standen. Auf der anderen Seite werden funktionelle Unterschiede zwischen einzelnen Nervenzellen in verschiedenen Gebieten des ZNS auch durch neuere histochemische und autoradiographische Untersuchungen wahrscheinlich gemacht (Tewari u. Bourne, 1963; Ford u. Rhodes, 1965; Kalina u. Bubis, 1968).

Die vorliegenden Untersuchungen bestätigen erneut, daß Unterschiede im Erscheinungsbild der *normalen* neurosekretorischen Zelle sowohl licht- als auch elektronenmikroskopisch nachzuweisen sind. Neu ist, daß man solche Unterschiede viel ausgeprägter unter funktioneller Belastung antrifft. Darüber hinaus konnte die Annahme, daß diese Bilder morphologische Äquivalente unterschiedlicher Stoffwechselzustände sind, enzymhistochemisch und durch autoradiographische Messungen des Kerneiweiß-Stoffwechsels objektiviert werden. Streng genommen ist aufgrund der Beobachtungen des Normalbildes immer noch der Schluß möglich, daß sich die neurosekretorischen Kerngebiete aus verschiedenen Zelltypen sammensetzen. Wir denken dabei an die Untersuchungen von WEYL SOKOL und VALTIN (1967) an Ratten mit hereditärem Diabetes insipidus, die eine Unterteilung der hypothalamischen Kerngebiete in Vasopressin- und Oxytocin-produzierende Neurone vermuten lassen. Unseres Erachtens sind jedoch die erheblichen zahlenmäßigen Veränderungen unter der Belastung und besonders am Beginn der Erholungsphase nicht mit der Annahme vereinbar, daß die von uns lichtmikroskopisch beobachteten Zellformen zwei distinkte Zellpopulationen darstellen. Aufgrund dieses Befundes und der im folgenden besprochenen elektronenmikroskopischen Beobachtungen erscheint es uns sicher, daß wir es mit unterschiedlichen Funktionszuständen ein- und desselben Zelltyps zu tun haben. Mit dieser Behauptung soll nicht ausgeschlossen werden, daß es die oben zitierten Oxytocinproduzierenden Zelltypen tatsächlich gibt. Nur können wir sie mit unseren Methoden nicht nachweisen.

Während unsere lichtmikroskopischen Untersuchungen das Vorkommen von im wesentlichen zwei entgegengesetzten Zustandsformen ergeben haben, führen die elektronenmikroskopischen Beobachtungen zu einer Erweiterung des Konzeptes. Unser Material scheint dafür zu sprechen, daß jede Zelle im Bezug auf Sekretbereitung und -abgabe und Lysosomenproduktion *einen Cyclus* durchmacht, wobei sie in den einzelnen Stadien dieses Cyclus unterschiedlich lange verweilt. Je nach der Verweildauer werden die einzelnen Zustandsbilder in den Kerngebieten häufiger oder seltener angetroffen.

Das Durchlaufen des Cyclus gilt im Prinzip auch für das Normaltier. Jedoch befinden sich hier die meisten Zellen in einem Zustand mittlerer Aktivität. Andere Zustände werden in größerer Zahl erst bei Dursttieren und Tieren in der Erholungsphase gefunden. Vielleicht wird der Sekretionscyclus beim Normaltier in jedem Augenblick nur von einem Bruchteil aller Zellen durchlaufen. Erst durch Belastung werden die übrigen Zellen angeregt, ebenfalls in den Cyclus einzutreten. Neben der größeren Häufigkeit der verschiedenen Funktionsstadien wirkt sich für die Beurteilung vorteilhaft aus, daß unter der Belastung die entstehenden Elementargranula sofort abgegeben werden und nicht durch Anhäufung im Perikaryon eine sekretorisch aktive Zustandsform vortäuschen.

Im folgenden soll nun versucht werden, die verschiedenen licht- und elektronenmikroskopischen Bilder zu einem Sekretionscyclus der neurosekretorischen Zelle zusammenzustellen. Dazu erscheint es zweckmäßig, von demjenigen Bild der Zelle auszugehen, die im elektronenmikroskopischen Befundteil als Zustandsform 1 beschrieben wurde. Die Zelle befindet sich am Beginn der Phase, in der der *sichtbare* Teil der Sekretbildung stattfindet. Das Sekret erscheint bereits in Form der Elementargranula. Zugleich ist ein kleiner Teil des granulierten ER in Golgi-

Membranen umgebaut worden, wodurch sich eine schmale, distinkte Golgi-Zone ausgebildet hat. Der größte Teil des Perikaryons wird jedoch nur von granuliertem ER eingenommen. Diese Zellen haben ein deutliches Äquivalent im lichtmikroskopischen Bereich. Dort erscheinen die Zellen färberisch als „sezernierende" und enzymhistochemisch als „Typ I-"Zellen. Je mehr nun Sekret und Membranmaterial in die Golgi-Zone gelangt und je größer diese im Verhältnis zur Nissl-Substanz wird, um so mehr Lysosomen werden gebildet (vgl. S. 58ff.). Auch diese erscheinen zunächst perinucleär — im Lichtmikroskop entspricht dies der Lokalisation der s.Pase. Eine gewisse zeitliche Verzögerung zwischen dem Auftreten der Elementargranula und dem der Lysosomen wird durch elektronenmikroskopische Bilder von Zellen suggeriert, bei denen in der Golgi-Zone massenhaft Elementargranula, aber nur wenige Lysosomen auftreten. Hier ergibt sich eine interessante Parallele zur chromatolytischen Reaktion motorischer Vorderhornzellen, die schon früher mit dem Verhalten der Nissl-Substanz in neurosekretorischen Zellen verglichen worden ist (Hillarp, 1949; Ortmann, 1952). Man kann nämlich beobachten, daß eine Aktivitätserhöhung der s.Pase erst nach Beginn der Chromatolyse einsetzt und bis in die Phase der Restitution der Nissl-Substanz hinein anhält (Bodian und Mellors, 1945).

Es folgt nun der häufigste Zustand, bei dem die Golgi-Zone auf Kosten der Nissl-Substanz extrem ausgeweitet ist. Die gesamte Golgi-Zone ist hochaktiv im Bezug auf Bildung von Elementargranula und Lysosomen. Wiederum ergibt sich eine klare Korrelation zum Vorkommen der s.Pase und TPPase (vgl. dort „Typ II"). Färberisch erscheinen diese Zellen weitgehend leer von Neurosekret. Es besteht eine gewisse Diskrepanz zwischen Zahl der Elementargranula und färberisch darstellbarem Neurosekret. Offensichtlich ist jedoch, daß diese Zellform den von einer Reihe von Untersuchern beschriebenen, typischen „Durstzellen" entspricht (Lit. bei Bargmann, 1954; Diepen, 1962). Da sie relativ am häufigsten vertreten ist, ist es verständlich, daß diese Zustandsformen am meisten aufgefallen sind. Die von uns beschriebenen „sezernierenden" Zellen mit perinucleärer Neurosekretlokalisation konnten dagegen von früheren Untersuchern nicht nachgewiesen werden, da die von ihnen verwandten Nachweismethoden nicht empfindlich genug waren (vgl. Pilgrim, 1967; Bock u.a., 1968).

Anschließend beginnt die Zelle, ihre weitgehend verbrauchte Nissl-Substanz zu regenerieren. Es erscheint zunächst eine Art Zwischenform, bei der die Golgi-Zone zugunsten der Nissl-Substanz wieder kleiner geworden ist. Die Anzeichen sichtbarer Sekretproduktion nehmen ab. Während peripher regenerative (anabole) Prozesse ablaufen, sehen wir in der Golgi-Zone Zeichen fortgeschrittener kataboler Ereignisse. Es herrschen „reife" und Spätformen von Lysosomen vor. Möglicherweise werden die von diesen freigesetzten Materialien (Aminosäuren, Nucleotide etc.) peripher wiederverwandt. Inwieweit eine solche Wiederverwendung innerhalb der einzelnen Zelle eine Rolle spielt, entzieht sich jedoch unserer Kenntnis. Im enzymhistochemischen Bild sind derartige Zellformen sicher mit in der Zahl der als „Typ I" charakterisierten Zellen enthalten. Ob das gleiche auch hinsichtlich der Neurosekretfärbung gilt, ist nicht klar. Wahrscheinlich imponieren diese Zellformen färberisch als leer.

Mit zunehmender Regeneration der Nissl-Substanz und Abbau des Golgi-Apparates treten die Zellen offenbar ziemlich rasch wieder in einen neuen Cyclus ein. Gelegentlich sind jedoch Extremformen zu entdecken, wie sie im elektronenmikroskopischen Bild als Zustandsform 3 beschrieben wurden. Das granulierte ER breitet sich hier bis in unmittelbare Nähe des Zellkernes aus, so daß eine eigentliche Golgi-Zone nicht mehr zu sehen ist. Derartige Zellformen findet man auch im Nissl-Bild (vgl. Abb. 1c und d).

Für die Zuordnung der beiden autoradiographisch ermittelten Zellpopulationen mit unterschiedlich hoher Kerneiweiß-Umsatzrate zu bestimmten licht- und elektronenmikroskopischen Zellbildern haben wir nur indirekte Anhaltspunkte. Aufgrund der Größenunterschiede der einzelnen Zustandsformen ist es sehr wahrscheinlich, daß die Zellen mit kleinerer Umsatzrate den Typ I-Zellen im enzymhistochemischen bzw. den „sezernierenden" Zellen nach Neurosekretfärbung entsprechen. Eine höhere Kerneiweiß-Umsatzrate würden dann die Zellen vom Typ II bzw. die „leeren" Zellen aufweisen. Auf jeden Fall legen die Unterschiede in der Höhe des Kerneiweiß-Stoffwechsels den Schluß nahe, daß auch der Zellkern am Sekretionscyclus der neurosekretorischen Zelle teilnimmt. Die Parallele zu dem von ALTMANN (1952) beschriebenen nuclearen Funktionsformwechsel der Pankreaszelle liegt auf der Hand (vgl. auch die Veränderungen des nucleären Eiweiß-Umsatzes im Rahmen dieses Formwechsels; STÖCKER, 1962a und b).

Zum Abschluß der Beschreibung des Sekretionscyclus der neurosekretorischen Zelle soll erneut herausgestellt werden, daß wir nicht nur beim Normaltier, sondern auch beim Dursttier verschiedene celluläre Funktionszustände nebeneinander finden. Entgegen unseren anfänglichen Erwartungen ist auch durch extreme Belastung eine Synchronisation der Zellen nicht zu erreichen. In dieser Hinsicht muß der Versuch BACHRACHs (1964), einen Sekretionscyclus der neurosekretorischen Zellen der Ratte zu beschreiben, revidiert werden. Er bezeichnet mit dem Wort „Cyclus" — im Gegensatz zu unserer Interpretation — das gemeinsame Verhalten aller Zellen unter osmotischer Belastung, das in einer zunehmenden Chromatolyse während des ganzen Verlaufes der Durstperiode und einer anschließenden Restitution nach Wiederzufuhr von Wasser besteht. Seine Darstellung sowie diejenige von ZAMBRANO und DE ROBERTIS (1966) implizieren einen synchronisierenden Einfluß der Belastung auf die neurosekretorischen Kerngebiete, die nach unseren Beobachtungen nicht gegeben ist.

Jedoch kommt es offenbar zu Beginn der Erholungsphase — möglicherweise durch die plötzliche Umstellung des Stoffwechsels — zu einer weitgehenden Synchronisation der Zellen. Nach den elektronenmikroskopischen Beobachtungen scheint zu diesem Zeitpunkt in der Mehrzahl der Zellen die Neurosekretproduktion zu sistieren. Damit stimmt gut das Absinken der Intensität der TPPase-Reaktion unter das Niveau der Kontrolltiere überein. Sehr rasch reagiert auch die Aktivität der G-6P-DH mit Rückkehr zu normalen Werten. Dagegen ist die Reaktion auf s.Pase noch längere Zeit stark erhöht. Dieses hängt wohl damit zusammen, daß nun in verstärktem Maße Autolysosomen auftreten. Durch den ablaufenden Involutionsprozeß kommt es zu einer gewissen Dissoziation zwischen Sekret- und Lysosomenbildung.

Die im Beginn der Erholungsphase einsetzende Synchronisation ist jedoch — wie jede durch ein einmaliges Ereignis erzwungene Synchronisation — nicht von langer Dauer. Schon vom 2. Tage an finden wir zunehmend wieder unterschiedliche Zustandsformen. Die Geschwindigkeit, mit der das normale Aussehen der Kerngebiete wieder erreicht wird, hängt wahrscheinlich etwas von der Dauer der vorausgehenden Durstbelastung ab. Alle Untersuchungsmethoden zusammengenommen zeigen, daß dazu etwa eine knappe Woche benötigt wird. Demgegenüber beansprucht die Sekretauffüllung des Hypophysenhinterlappens offenbar einen längeren Zeitraum.

Nach KNOWLES (1967) besteht die charakteristische funktionelle Eigenschaft der neurosekretorischen Zelle — im Gegensatz zum normalen Neuron — in „a slow and prolonged stimulation of the target organs without fatigue of the activating system". Nach unseren Erfahrungen sollte diese Fähigkeit zu lang anhaltender, erhöhter Aktivität nicht auf die einzelne Zelle, sondern auf das System als Ganzes bezogen werden. Wir glauben, daß die enorme Belastungsfähigkeit unserer Versuchstiere — bis zu 14 Tagen Wasserentzug — damit zusammenhängt, daß sich die einzelnen Vasopressin-produzierenden Neurone im Bezug auf Sekretion und Restitution gegenseitig abwechseln und vertreten. Hierin ist unseres Erachtens die Bedeutung des cyclischen und asynchronen Ablaufes der Reizbeantwortung im Bereich der Kerngebiete zu sehen.

Zusammenfassung

Die vorliegende Studie beschäftigt sich mit der Neurosekretentstehung in den Perikaryen der Nuclei supraopticus und paraventricularis der Ratte. Es wurde versucht, einen möglichst umfassenden Überblick über die sich hierbei abspielenden Vorgänge zu gewinnen. Aus diesem Grunde wurden einerseits unbehandelte Tiere, andererseits Ratten nach 1—14 Tage dauerndem Wasserentzug und in der anschließenden Erholungsphase untersucht. Neben morphologischen (Nissl- und Neurosekretfärbung, Elektronenmikroskopie) wurden funktionelle Untersuchungsmethoden (histochemische Darstellung von hydrolytischen und oxydativen Enzymen, autoradiographische Messung des Eiweiß-Umsatzes) verwendet. Die Ergebnisse gelten mit Ausnahme der autoradiographischen Messungen (N. supraopticus) in gleicher Weise für beide Kerngebiete.

Im Nissl-Bild findet man unter Durstbelastung nicht in allen Zellen die typische chromatolytische Reaktion. Es sind stets auch Zellen vorhanden, die eine mehr oder weniger gleichmäßige Verteilung der Nissl-Substanz im Perikaryon aufweisen. Nach Neurosekretfärbung zeigen solche Zellen einen perinucleären Ring von Sekretgranula, während die übrigen Zellen färberisch leer erscheinen.

Histochemisch konnten in den neurosekretorischen Zellen eine Reihe von hydrolytischen, wahrscheinlich lysosomal lokalisierten Enzymen nachgewiesen werden: saure Phosphatase, 5'-Nucleotidase, Sulfatase, β-Glucuronidase, E 600-resistente Esterase. Das lysosomale Enzymmuster ändert sich unter der Durstbelastung: saure Phosphatase, 5'-Nucleotidase und Sulfatase zeigen eine Aktivitätszunahme, Esterase eine Abnahme und β-Glucuronidase keine Veränderungen. Eine Aktivierung findet sich auch bei der im Golgi-Apparat lokalisierten Thiaminpyrophosphatase. Ähnliche Unterschiede in der Reaktion auf die Belastung zeigen die oxidativen Enzyme: Die Aktivität der Glucose-6-phosphatdehydrogenase nimmt erheblich zu, während Lactat- und Succinodehydrogenase keine Veränderungen aufweisen. Darüber hinaus ergeben die hydrolytischen Enzymreaktionen, insbesondere die auf saure Phosphatase und Thiaminpyrophosphatase, daß unter der Belastung — ähnlich wie bei der färberischen Darstellung — zwei verschiedene Zustandsbilder der neurosekretorischen Zellen auftreten, die eine unterschiedliche Enzymlokalisation im Perikaryon zeigen. In der Erholungsphase sinkt die Aktivität der Thiaminpyrophosphatase zunächst auf subnormale Werte ab und normalisiert sich im Laufe von wenigen Tagen, während die Aktivität der s.Pase noch längere Zeit erhöht bleibt. Die G-6P-DH-Reaktion ist bereits einen Tag nach Wiederaufnahme der Wasserzufuhr auf normale Werte zurückgegangen.

Die Eiweiß-Umsatzraten von Zellkern und Cytoplasma, gemessen an der Inkorporation von H^3-Phenylalanin, steigen mit zunehmender Belastung ungefähr linear an. Sie liegen nach 11 Dursttagen in beiden Teilen der Zelle im Mittel ungefähr 1,4mal höher als bei den Kontrollen. Eine im Mittel 2,5fache Erhöhung der Korndichte über den Zellkernen kann auf eine Erhöhung der spezifischen Aktivität der freien Aminosäuren zurückgeführt werden. Nach entsprechender Korrektur der autoradiographischen Korndichten ergibt sich, daß die Eiweiß-Umsatzrate pro Volumeneinheit Gewebe konstant bleibt. Dieses gilt mit größerer Genauigkeit für den Zellkern, wahrscheinlich jedoch auch für das Cytoplasma. Die Erhöhung der Eiweiß-Umsatzrate unter der Belastung kommt also lediglich durch die Volumenvergrößerung der Zellen zustande. An Hand von Häufigkeitsverteilungen der Kornzahlen über den Zellkernen einzelner Tiere konnte außerdem wahrscheinlich gemacht werden, daß hinsichtlich der Eiweiß-Umsatzraten beim Dursttier ebenfalls zwei verschiedene Zellpopulationen vorliegen.

Die elektronenmikroskopische Untersuchung ergibt neben der Bestätigung bekannter Befunde eine Reihe von neuen Ergebnissen zur Ultrastruktur der neurosekretorischen Zelle. Diese betreffen vor allem Entstehung, Funktion und Schicksal der Lysosomen. Danach ist die Entstehung der Lysosomen in der neurosekretorischen Zelle im Prinzip auf drei Wegen möglich: aus Erweiterungen des in der Golgi-Zone gelegenen glatten endoplasmatischen Reticulums, aus im Golgi-Apparat entstehenden „multivesicular bodies" und aus Einschlüssen von cytoplasmatischem Material durch das glatte oder granulierte endoplasmatische Reticulum. Die beiden ersten Wege werden als integraler Bestandteil des Sekretbereitungsmechanismus angesehen, während die auf dem dritten Wege entstehenden Autolysosomen vor allem im Zuge der cellulären Involution in der Erholungsphase von Bedeutung sind. Die Endstadien der Lysosomen-Entwicklung, die sog. Myelinkörper, verschwinden laufend aus dem Perikaryon und werden in den im Bereich der Kerngebiete gelegenen Herringkörpern gestapelt, die als lokale Erweiterungen von Dendriten aufgefaßt werden. Die ultrastrukturellen Details der neurosekretorischen Zellen zeigen im einzelnen keine wesentlichen Unterschiede zwischen normalen und belasteten Tieren. Charakteristisch sind jedoch ihre Veränderungen hinsichtlich der Häufigkeit des Auftretens und der Verteilung innerhalb der Zelle. Unter Heranziehung der färberisch-lichtmikroskopischen Befunde und der entsprechenden histochemischen und autoradiographischen Ergebnisse wird gezeigt, daß die Reaktion der Zellen auf die Belastung nicht so einförmige Bilder liefert, wie bisher angenommen wurde. Es werden 3 typische Zustandsformen gefunden, die auch beim Normaltier schon angedeutet vorhanden sind. Sie erlauben die Beschreibung eines Sekretionscyclus, in dem die neurosekretorische Zelle zwischen Arbeits- und Regenerationsphase hin- und herpendelt. Innerhalb eines Kerngebietes laufen die Arbeitscyclen der einzelnen Zellen weitgehend asynchron ab. Das gilt sowohl für normale als auch für belastete Tiere. Eine gewisse Synchronisierung ist durch die Wiederaufnahme der Wasserzufuhr zu erreichen: 24 Std danach befinden sich relativ viele Zellen im Zustand der Sekretionsruhe. Der Grad der Synchronisierung nimmt jedoch rasch wieder ab. Die Asynchronie der Reizbeantwortung wird als typische Eigenschaft neurosekretorischer Zellen angesehen, die eine lang andauernde hohe Beanspruchung des Systems ohne Erschöpfung ermöglicht.

Summary

The objective of the present investigation is a comprehensive survey of the cellular processes related to the formation of neurosecretory material. Paraventricular and supraoptic nuclei of the rat were examined under normal conditions, after withdrawal of water for 1—14 days, and in the following recovery period. Morphological techniques (staining for Nissl and neurosecretory substance) as well as functional methods (histochemical vizualisation of hydrolytic and oxidative enzymes, autoradiographic estimation of protein turnover) were used. The results apply to both hypothalamic nuclei with the exception of the autoradiographic measurements (supraoptic nucleus only).

The typical chromatolytic reaction of the Nissl substance to the osmotic stress cannot be equally demonstrated in all cells. There are always some cells which show a more or less even distribution of the Nissl substance throughout the pericaryon. After staining for neurosecretory material these particular cells exhibit a ring of secretory granules around the nucleus whereas the other cells appear to be devoid of stainable material.

Histochemically, a number of hydrolytic enzymes, probably localized in lysosomes, can be visualized: acid phosphatase, 5'-nucleotidase, sulfatase, β-glucuronidase, E 600-resistent esterase. The lysosomal "enzyme pattern" changes under osmotic stress: acid phosphatase, 5'-nucleotidase and sulfatase increase in activity, β-glucuronidase does not react and esterase decreases. Thiamine pyrophosphatase which is localized in the Golgi apparatus is also activated. Similar differences in the response to the experimental conditions can be found with respect to the oxidative enzymes: the activity of glucose-6-phosphate dehydrogenase increases considerably while lactate and succinate dehydrogenase do not differ from normal. Furthermore, two different aspects of the neurosecretory cell can be detected in the thirsting animals by means of the reactions for hydrolytic enzymes. During the recovery period, thiamine pyrophosphatase at first decreases below normal and reaches the normal state after 3—4 days whereas acid phosphatase retains its high activity for several days. Glucose-6-phosphate dehydrogenase is reduced to normal values as early as one day after the onset of rehydration.

Protein turnover rates of nucleus and cytoplasm as a whole — estimated from the incorporation of ^{3}H-phenylalanine — show an approximately linear increase with the length of the thirsting period. After water withdrawal for 11 days, turnover rates are on the average 1.4 times higher than in controls. A 2.5 fold increase in grain density (grains per μ^2) over supraoptic cells can be accounted for by an increase of the specific activity of the free amino acid in the thirsting animals. After correcting the grain densities for the differences in the specific activity of the precursor it is found that the turnover rate per unit volume of tissue remains constant. This is true mainly for the cell nucleus, but applies probably also to the cytoplasm. It is concluded that the increase of the turnover rates in activated cells depends merely on the increase of the cell volume. Aside from these findings, grain count distributions over individual nuclei can be interpreted as exhibiting two cell populations with different protein turnover rates.

The electron microscopic investigations of the hypothalamic nuclei result in a number of new findings on the origin, function and fate of lysosomes in neurosecretory cells. Lysosomes are shown to develop in three different ways: from dilatations of smooth endoplasmic reticulum localized within the Golgi zone, from multivesicular bodies which develop in turn from the Golgi apparatus, and from inclusions of cytoplasmic material by the smooth or rough endoplasmic reticulum. The first two ways are considered as integral parts of the secretion mechanism. The third way of origin which results in the formation of auto-lysosomes applies mainly to the process of cellular involution during the recovery period. The granular matrix of the dense bodies as well as the membranous arrays of the myelinated bodies are thought to represent residues of the digestion process. Increasing amounts of myelinated bodies accumulate in the Herring bodies situated in the region of the hypothalamic nuclei during prolonged osmotic stress and especially during the recovery period. They are regarded as local dilatations of dendrites which may function as storage organs for elementary granules as well as for the residues of lysosomal digestion.

At the level of ultrastructure, the cell organelles per se do not differ markedly in appearance under normal and experimental conditions. They show, however, characteristic variations in number and distribution throughout the pericaryon. The electron microscopic observations extend the light microscopic findings in so far as three different functional states of the neurosecretory cell can be distinguished. Although these states can be found in normal animals as well they are far more apparent under osmotic stress. They are considered to represent different stages of a secretory cycle in which the cell oscillates between phases of high secretory activity and restitution. Secretory cycles of individual cells proceed asynchronously. This applies to the normal as well as to the thirsting animal. A certain degree of synchronisation is achieved by allowing the animals to drink again: 24 hours after the onset of rehydration relatively large numbers of cells appear to be in a state of low secretory activity. The asynchrony of the response to the osmotic stimulus is regarded as a characteristic feature of neurosecretory cells which enables the system to sustain a state of high activity for a long time without fatigue.

Literatur

ALTMANN, F. P., and J. CHAYEN: The significance of a functioning hydrogen-transport system for the retention of "soluble" dehydrogenases in unfixed sections. J. roy. micr. Soc. **85**, 175—180 (1965).

ALTMANN, H. W.: Über den Funktionsformwechsel des Kernes im exokrinen Gewebe des Pankreas. Z. Krebsforsch. **58**, 632—645 (1952).

ANDRES, K. H.: Mikropinozytose im Zentralnervensystem. Z. Zellforsch. **64**, 63—73 (1964).

— Zur Methodik der Perfusionsfixierung des Zentralnervensystems von Säugern. Mikroskopie **21**, 169 (1966).

ASHFORD, T. P., and K. R. PORTER: Cytoplasmic components in hepatic cell lysosomes. J. Cell Biol. **12**, 198—202 (1962).

BACHRACH, D.: Über einige Probleme der hypothalamischen Neurosekretion. III. Mitt. Aufbau und Funktionszustand der vorderen Hypothalamuskerne bei der Ratte. Z. Zellforsch. 47, 147—157 (1957).
— The relation of structure and function in the anterior hypothalamic nuclei. In: Major problems in neuroendocrinology (E. BAJUSZ and G. JASMIN, ed.), p. 95—111. Basel and New York: S. Karger 1964.
—, u. B. KÖSZEGI: Über einige Probleme der hypothalamischen Neurosekretion. II. Mitt. Änderungen der basophilen Substanz (Ribonucleinsäuregehalt) der Ganglienzelle zur Zeit der Abnahme bzw. Bildung des Neurosekrets der Ratte. Z. Zellforsch. 46, 474—483 (1957).
BARGMANN, W.: Über die neurosekretorische Verknüpfung von Hypothalamus und Neurohypophyse. Z. Zellforsch. 34, 610—634 (1949).
— Das Zwischenhirn-Hypophysensystem. Berlin-Göttingen-Heidelberg: Springer 1954.
— Neurosecretion. Int. Rev. Cytol. 19, 183—201 (1966).
BARKA, T., and P. J. ANDERSON: Histochemistry. New York-Evanston-London: Harper & Row, Inc. 1963.
BEAMS, H. W., and R. G. KESSEL: The Golgi apparatus: Structure and function. Int. Rev. Cytol. 23, 209—276 (1968).
BEAULATON, J.: Localisation d'activités lytiques dans la glande prothoracique du Ver a soie du Chêne (Antheraea pernyi Gúer.) au stade prénymphal. II. Les vacuoles autolytiques (cytolysomes). J. Microscopie 6, 349—370 (1967).
BERN, H. A., and F. G. W. KNOWLES: Neurosecretion. In: Neuroendocrinology (L. MARTINI and W. T. GANONG, ed.), vol. I, p. 139—186. New York and London: Academic Press 1966.
— R. S. NISHIOKA, and I. R. HAGADORN: Association of elementary neurosecretory granules with the Golgi complex. J. Ultrastruct. Res. 5, 311—320 (1961).
BOCK, R.: Über die Darstellbarkeit neurosekretorischer Substanz mit Chromalaun-Gallocyanin im supraoptico-hypophysären System beim Hund. Histochemie 6, 362—369 (1966).
— H. BRINKMANN u. W. MARCKWORT: Färberische Beobachtungen zur Frage nach dem primären Bildungsort von Neurosekret im supraoptico-hypophysären System. Z. Zellforsch. 87, 534—544 (1968).
BODIAN, D., and R. C. MELLORS: The regenerative cycle of motoneurons, with special reference to the phosphatase activity. J. exp. Med. 81, 469—488 (1945).
CAMMERMEYER, J.: An evaluation of the significance of the "dark" neuron. Ergebn. Anat. Entwickl.-Gesch. 36, 1—61 (1962).
CITOLER, P., K. CITOLER, K. HEMPEL, B. SCHULTZE u. W. MAURER: Autoradiographische Untersuchungen mit zwölf H³- und fünf C¹⁴-markierten Aminosäuren zur Größe des nucleären und cytoplasmatischen Eiweißstoffwechsels bei verschiedenen Zellarten von Maus und Ratte. Z. Zellforsch. 70, 419—448 (1966).
COHN, Z. A., M. E. FEDORKO, and J. G. HIRSCH: The in vitro differentiation of mononuclear phagocytes. V. The formation of macrophage lysosomes. J. exp. med. 123, 757—766 (1966).
DALLNER, G., P. SIEKEVITZ, and G. E. PALADE: Biogenesis of endoplasmic reticulum membranes. I. Structural and chemical differentiation in developing rat hepatocyte. J. Cell Biol. 30, 73—96 (1966a).
— — — II. Synthesis of constitutive microsomal enzymes in developing rat hepatocyte. J. Cell Biol. 30, 97—117 (1966b).
DIEPEN, R.: Hypothalamus. In: Handbuch der mikroskopischen Anatomie des Menschen, Bd. IV/7. Berlin-Göttingen-Heidelberg: Springer 1962.
—, u. FR. ENGELHARDT: Neuronale Phänomene im Hypothalamus-Hinterlappensystem. In: Pathophysiologia Diencephalica (S. B. CURRI u. L. MARTINI, Hrsg.), S. 122—133. Wien: Springer 1958.
DROZ, B.: Accumulation de protéines nouvellement synthétisées dans l'appareil de Golgi du neurone; étude radioautographique en microscopie électronique. C. R. Acad. Sci. (Paris) 260, 320—322 (1965).
— Synthèse et transfert des protéines cellulaires dans les neurones ganglionnaires. Etude radioautographique quantitative en microscopie électronique. J. Microscopie 6, 201—228 (1967).
—, and C. P. LEBLOND: Axonal migration of proteins in the central nervous system and peripheral nerves shown by radioautography. J. comp. Neurol. 121, 325—346 (1963).

DUVE, CH. DE: From cytases to lysosomes. Fed. Proc. **25**, 1045—1049 (1964).

—, and R. WATTIAUX: Functions of lysosomes. Ann. Rev. Physiol. **28**, 435—492 (1966).

EDSTRÖM, J. E., u. D. EICHNER: Quantitative Ribonucleinsäure-Untersuchungen an den Ganglienzellen des Nucleus supraopticus der Albino-Ratte unter experimentellen Bedingungen (Kochsalz-Belastung). Z. Zellforsch. **48**, 187—200 (1958).

EICHNER, D.: Über funktionelle Kernschwellung in den Nuclei supraoptici und paraventriculares des Hundes bei experimentellen Durstzuständen. Z. Zellforsch. **37**, 406—414 (1952).

— Topochemische Untersuchungen am neurosekretorischen Zwischenhirn-Hypophysen-System der Albinoratte unter normalen und experimentellen Bedingungen. Z. Zellforsch. **48**, 402—428 (1958).

ENGELHARDT, FR.: Morphologische Grundlagen der Beziehungen zwischen Hypophyse und Hypothalamus. In: Handbuch der Neurochirurgie, Bd. I/2. Berlin-Heidelberg-New York: Springer 1968.

ERÄNKÖ, O.: Histochemical evidence of intense phosphatase activity in the hypothalamic magnocellular nuclei of the rat. Acta physiol. scand. **24**, 1—6 (1951/52).

FICQ, A., and J. FLAMENT-DURAND: Autoradiography in endocrine research. In: Techniques in endocrine research (P. ECKSTEIN and F. KNOWLES, ed.), p. 73—85. London and New York: Academic Press 1963.

FLAMENT-DURAND, J.: Contribution à l'étude de la neurosécrétion chez le rat par la méthode autoradiographique. In: Neurosecretion (F. STUTINSKY, ed.), p. 60—76. Berlin-Heidelberg-New York: Springer 1967.

FORD, D. H., A. HIRSCHMAN, R. RHINES, and S. ZIMBERG: The rate of uptake and autoradiographic localization of S^{35} in the central nervous system, pituitary, and skeletal muscle of the normal male rat after the injection of S^{35}-labeled cystine. Exp. Neurol. **4**, 444—459 (1961).

—, and A. RHODES: DL-lysine-H^3 uptake in "light" and "dark" neurones of the inferior olivary nucleus of euthyroid and dysthyroidal rats. Acta neuropath. (Berl.) **5**, 316—319 (1965).

FORSSMANN, W. G., G. SIEGRIST, L. ORCI, L. GIRARDIER, R. PICTET et CH. ROUILLIER: Fixation par perfusion pour la microscopie électronique. Essai de généralisation. J. Microscopie **6**, 279—304 (1967).

GAHAN, P. B.: Histochemistry of lysosomes. Int. Rev. Cytol. **21**, 1—63 (1967).

GARWEG, G., u. H. KORTMANN: Die infundibulären Zonen der normalen und adrenalektomierten weißen Maus in der Kryostat- und Paraffinschnitt-Autoradiographie. Z. Zellforsch. **92**, 94—114 (1968).

GERSCH, M., u. J. UDE: Elektronenmikroskopische Untersuchungen zur Dynamik neurosekretorischer Zellen von Enchytraeus (oligochaeta). Z. Zellforsch. **81**, 374—389 (1967).

GERSCHENFELD, H. M., J. H. TRAMEZZANI, and E. DEROBERTIS: Ultrastructure and function in neurohypophysis of the toad. Endocrinology **66**, 741—762 (1960).

GOLDFISCHER, S.: The Golgi apparatus and the endoplasmic reticulum in neurons of the rabbit. J. Neuropath. exp. Neurol. **23**, 36—46 (1964).

GOSLAR, H. G., u. B. SCHULTZE: Autoradiographische Untersuchungen über den Einbau von S^{35}-Thioaminosäuren im Zwischenhirn von Kaninchen und Ratte. Z. mikr.-anat. Forsch. **64**, 556—574 (1958).

HAGEN, E.: Über die feinere Histologie einiger Abschnitte des Zwischenhirns und der Neurohypophyse des Menschen. Acta anat. (Basel) **16**, 367—415 (1952).

HAYASHI, M., Y. NAKAJIMA, and W. H. FISHMAN: The cytologic demonstration of β-glucuronidase employing naphthol AS-BI glucuronide and hexazonium pararosanilin; a preliminary report. J. Histochem. Cytochem. **12**, 293—297 (1964).

HEIDENHAIN, R.: Beiträge zur Kenntniss des Pancreas. Pflügers Arch. ges. Physiol. **10**, 557—632 (1875).

HEMPEL, K.: Über die gleichzeitige Messung von Tritium und ^{14}C in biologischem Material mit dem Flüssigkeitsszintillationszähler. Atompraxis **10**, 1—5 (1964).

HILLARP, N.-A.: Cell reactions in the hypothalamus following overloading of the antidiuretic function. Acta endocr. (Kbh.) **2**, 33—43 (1949).

HIRSCH, G. C.: Die Lebendbeobachtung der Restitution im Pankreas. Z. Zellforsch. **15**, 290—310 (1932).

— Konstruktion und adaptive Umkonstruktion in den Zellen des exokrinen Pankreas. In: Wissenschaftliches Beiblatt zur Mat. Med. Nordmark, Nr 49 (1964).

74 Ch. Pilgrim:

Hokin, L. E.: Dynamic aspects of phospholipids during protein secretion. Int. Rev. Cytol. **23**, 187—208 (1968).

Holtzman, E., and R. Dominitz: Cytochemical studies of lysosomes, Golgi apparatus and endoplasmic reticulum in secretion and protein uptake by adrenal medulla cells of the rat. J. Histochem. Cytochem. **16**, 320—336 (1968).

— A. B. Novikoff, and H. Villaverde: Lysosomes and Gerl in normal and chromatolytic neurons of the rat ganglion nodosum. J. Cell Biol. **33**, 419—435 (1967).

Jongkind, J. F.: The quantitative histochemistry of hypothalamus. I. Pentose shunt enzymes in the activated supraoptic nucleus of the rat. J. Histochem. Cytochem. **15**, 394—398 1967).

—, and D. F. Swaab: The distribution of thiamine diphosphate-phosphohydrolase in the neurosecretory nuclei of the rat following osmotic stress. Histochemie **11**, 319—324 (1967).

— — Enzymatic parameters for neurosecretory activity. In: Third Int. Congr. of Histochemistry and Cytochemistry (R. M. Rosenbaum, ed.) p. 120. Berlin-Heidelberg-New York: Springer 1968.

Kabisch, H., u. H. Luppa: Histochemische Untersuchungen an hydrolytischen Enzymen im Nucleus praeopticus des Karpfens unter dem Aspekt der Neurosekretion. Acta histochem. (Jena) **30**, 137—191 (1968).

Kalina, M., and J. J. Bubis: Histochemical studies on the distribution of acid phosphatases in neurones of sensory ganglia; light and electron microscopy. Histochemie **14**, 103—112 (1968).

Kawabata, I.: Electron microscopy of the rat hypothalamic neurosecretory system. I. The supraoptic nuclei of normal and dehydrated rats. Gunma Symp. on Endocrinol. **1**, 51—58 (1964).

— II. The supraoptic nucleus after vital staining with trypan blue. Arch. histol. japon. **26**, 215—240 (1966).

Kawashima, S., D. D. Farner, H. Kobayashi, A. Oksche, and L. Lorenzen: The effect of dehydration on acid-phosphatase activity, catheptic-proteinase activity, and neurosecretion in the hypothalamo-hypophysical system of the white-crowned sparrow (Zonotrichia leucophrys Gambellii). Z. Zellforsch. **63**, 149—181 (1964).

Knowles, F.: Neuronal properties of neurosecretory cells. In: Neurosecretion (F. Stutinsky, ed.), p. 8—19. Berlin-Heidelberg-New York: Springer 1967.

Kovács, K., D. Bachrach, A. Jakobovits, É. Horváth u. B. Korpássy: Hypothalamo-hypophyseale Beziehungen der Flüssigkeitsentziehung bei Ratten. Endokrinologie **31**, 17—29 (1954).

Kroon, D. B.: Certain cells in the hypothalamic neurosecretory nuclei which are stainable by the acidhaematein test for phospholipids according to Baker. Z. Zellforsch. **61**, 317—337 (1963).

—, and E. M. L. D. Goossens: The demonstration of phospholipids in certain cells in neurosecretory nuclei in the rat with Baker's acid haematein after fixation in glutaraldehyde-formol-calcium. Z. Zellforsch. **83**, 527—537 (1967).

Lane, N. J.: The fine-structural localisation of phosphatases in neurosecretory cells within the ganglia of certain gastropod snails. Amer. Zoologist **6**, 139—157 (1966).

Lederis, K.: Ultrastructure of the hypothalamo-neurohypophysial system in teleost fishes and isolation of hormone-containing granules from the neurohypophysis of the cod (Gadus Morrhua). Z. Zellforsch. **58**, 192—213 (1962).

— Fine structure and hormone content of the hypothalamo-neurohypophysial systems of the rainbow trout (Salmo Irideus) exposed to sea water. Gen. comp. Endocr. **4**, 638—661 (1964).

Leuthardt, F.: Lehrbuch der physiologischen Chemie, 15. Aufl. Berlin: De Gruyter 1963.

Macher, E.: Zellkernschwellungen der Nuclei supraopticus und paraventricularis bei Dursttieren. Anat. Anz., Erg.-H. z. Bd. **99**, 95—102 (1962).

Maggi, V., and M. F. Oddy: Effect of short-term starvation on the cells of the proximal convoluted tubule of the mouse: A cytological and cytochemical study. Histochem. J. **1**, 78—92 (1968).

MAURER, W.: Grundlagen und Technik des Arbeitens mit radioaktiven Isotopen. In: Handbuch der Neurochirurgie, Bd. I/1. Berlin-Göttingen-Heidelberg: Springer 1959.

MERKER, H. J.: Über das Vorkommen multivesikulärer Einschlußkörper („multivesicular bodies") im Vaginalepithel der Ratte. Z. Zellforsch. **68**, 618—630 (1965).

MÖLBERT, E.: Die Orthologie und Pathologie der Zelle im elektronenmikroskopischen Bild. In: Handbuch der allgemeinen Pathologie, Bd. II/5, S. 238—465. Berlin-Heidelberg-New York: Springer 1968.

MURAKAMI, M.: Elektronenmikroskopische Untersuchung der neurosekretorischen Zellen im Hypothalamus der Maus. Z. Zellforsch. **56**, 277—299 (1962).

— Weitere Untersuchungen über die Feinstruktur der neurosekretorischen Zellen im Nucleus
— supraopticus von Gecko japonicus. Z. Zellforsch. **59**, 684—699 (1963).

— Elektronenmikroskopische Untersuchungen am Nucleus praeopticus der Kröte (Bufo Vulgaris Formosus). Z. Zellforsch. **63**, 208—225 (1964).

MURRAY, M.: Effects of dehydration on incorporation of ^{3}H-tyrosine by some hypothalamic neurons in the rat. Exp. Neurol. **19**, 212—231 (1967).

NEMETSCHEK-GANSLER, H.: Zur Ultrastruktur des Hypophysen-Zwischenhirnsystems der Ratte. Z. Zellforsch. **67**, 844—862 (1965).

NOVIKOFF, A. B.: Lysosomes and related particles. In: The cell (J. BRACHET and A. E. MIRSKY, ed.), vol. II, p. 423—488. New York and London: Academic Press 1961.

— Enzyme localization and ultrastructure of neurons. In: The neuron (H. HYDÈN, ed.), p. 255—318. Amsterdam-London-New York: Elsevier Publ. Co. 1967 (a).

— Lysosomes in nerve cells. In: The neuron (H. HYDÈN, ed.), p. 319—377. Amsterdam-London-New York: Elsevier Publ. Co. 1967 (b).

—, and E. ESSNER: Pathological changes in cytoplasmic organelles. Fed. Proc. **21**, 1130—1142 (1962).

— —, and N. QUINTANA: Golgi apparatus and lysosomes. Fed. Proc. **23**, 1010—1022 (1964).

—, and S. GOLDFISCHER: Nucleosidediphosphatase activity in the Golgi apparatus and its usefulnes for cytological studies. Proc. nat. Acad. Sci. (Wash.) **47**, 802—810 (1961).

— N. QUINTANA, H. VILLAVERDE, and R. FORSCHIRM: The Golgi zone of neurons in rat spinal ganglia. J. Cell Biol. **23**, 68A (1964).

—, and W.-Y. SHIN: The endoplasmic reticulum in the Golgi-zone and its relations to microbodies, Golgi apparatus and autophagic vacuoles in rat liver cells. J. Microscopie **3**, 187—206 (1964).

OEHLERT, W., u. B. SCHULTZE: Die Kerngröße als Ausdruck der synthetischen Aktivität des Kerns. Beitr. path. Anat. **123**, 101—113 (1960).

— — u. W. MAURER: Autoradiographische Untersuchung der Größe des Eiweißstoffwechsels der verschiedenen Zellen des Zentralnervensystems. Beitr. path. Anat. **119**, 344—376 (1958).

ORTMANN, R.: Über experimentelle Veränderungen der Morphologie des Hypophysenzwischenhirnsystems und die Beziehung der sog. „Gomorisubstanz" zum Adiuretin. Z. Zellforsch. **36**, 92—140 (1951).

— Über die Einförmigkeit morphologischer Reaktionen der Ganglienzellen nach experimentellen Eingriffen. Dtsch. Z. Nervenheilk. **167**, 431—441 (1952).

OSINCHAK, J.: Electron microscopic localization of acid phosphatase and thiamine pyrophosphatase activity in hypothalamic neurosecretory cells of the rat. J. Cell Biol. **21**, 35—47 (1964).

PALADE, G. E.: Structure and function at the cellular level. J. Amer. med. Ass. **198**, 815—825 (1966).

PALAY, S. L.: The fine structure of secretory neurons in the preoptic nucleus of the goldfish (Carassius auratus). Anat. Rec. **138**, 417—443 (1960).

PEARSE, A. G. E.: Esterases of the hypothalamus and neurohypophysis and their functional significance. In: Pathophysiologia diencephalica (S. B. CURRI u. L. MARTINI, Hrsg.), S. 329—335. Wien: Springer 1958.

— Histochemistry, 2nd ed. London: J. & A. Churchill Ltd. 1960.

— Fundamentals of functional neurochemistry. Brain Res. **4**, 125—134 (1967).

PEPLER, W. J., and A. G. E. PEARSE: The histochemistry of the esterases of rat brain, with special reference to those of the hypothalamic nuclei. J. Neurochem. **1**, 193—202 (1957).

Peute, J., and J. C. van de Kamer: On the histochemical differences of aldehyd-fuchsin positive material in the fibres of the hypothalamo-hypophyseal tract of Rana temporaria. Z. Zellforsch. **83**, 441—448 (1967).

Pilgrim, Ch.: Über die Entwicklung des Enzymmusters in den neurosekretorischen hypothalamischen Zentren der Ratte. Histochemie **10**, 44—65 (1967).

Richardson, K. C., L. Jarett, and E. H. Finke: Embedding in epoxy resins for ultrathin sectioning in electron microscopy. Stain Technol. **35**, 313—323 (1960).

Röhlich, P., B. Aros u. B. Vigh: Elektronenmikroskopische Untersuchung der Neurosekretion im Cerebralganglion des Regenwurmes (Lumbricus terrestris). Z. Zellforsch. **58**, 524—545 (1962).

Rosenbaum, R. M., and C. I. Rolon: Species variability and the substrate specifity of intracellular acid phosphatases: A comparison of the lead-salt and azo-dye methods. Histochemie **3**, 1—16 (1962).

Rosenbluth, J., and S. L. Wissig: The distribution of exogenous ferritin in toad spinal ganglia and the mechanism of its uptake by neurons. J. Cell Biol. **23**, 307—325 (1964).

Roux, M.: Étude histoautoradiographique des relations hypothalamo-hypophysaires chez la souris blanche après injection d'acides aminés marqués. Arch. Anat. micr. Morph. exp. **54**, 965—982 (1965).

Sachs, H., R. Portanova, E. W. Haller, and L. Share: Cellular processes concerned with vasopressin biosynthesis, storage and release. In: Neurosecretion (F. Stutinsky, ed.), p. 146—154. Berlin-Heidelberg-New York: Springer 1967.

—, and Y. Takabatake: Evidence for a precursor in vasopressin biosynthesis. Endocrinology **75**, 943—948 (1964).

Samorajski, T., J. M. Ordy, and J. R. Keefe: The fine structure of lipofuscin age pigment in the nervous system of aged mice. J. Cell Biol. **26**, 779—795 (1965).

Scharf, J. H.: Sensible Ganglien. In: Handbuch der mikroskopischen Anatomie des Men schen, Bd. IV/3. Berlin-Göttingen-Heidelberg: Springer 1958.

Scharrer, E., u. B. Scharrer: Neurosekretion. In: Handbuch der mikroskopischen Anatomie des Menschen, Bd. VI/5. Berlin-Göttingen-Heidelberg: Springer 1954.

Schultze, B.: Die Orthologie und Pathologie des Nucleinsäure- und Eiweißstoffwechsels der Zelle im Autoradiogramm. In: Handbuch der allgemeinen Pathologie, Bd. II/5. Berlin-Heidelberg-NewYork: Springer 1968.

Sjöstrand, F. S.: Ultrastructure and function of cellular membranes. In: Ultrastructure in biological systems (A. J. Dalton and F. Haguenau, ed.), vol. 4, p. 151—208. New York and London: Academic Press 1968.

Sloper, J. C.: The application of newer histochemical and isotope techniques for the localisation of proteinbound cystine or cysteine to the study of hypothalamic neurosecretion in normal and pathological conditions. In: Zweites int. Symp. über Neurosekretion (W. Bargmann, B. Hanström, B. u. E. Scharrer, Hrsg.), S. 20—25. Berlin-Göttingen-Heidelberg: Springer 1958.

— D. J. Arnott, and B. C. King: Sulphur metabolism in the pituitary and hypothalamus of the rat: A study of radioisotope-uptake after the injection of ^{35}S DL-cysteine, methionine and sodium sulphate. J. Endocr. **20**, 9—23 (1960).

—, and R. G. Bateson: Ultrastructure of neurosecretory cells in the supraoptic nucleus of the dog and rat. J. Endocr. **31**, 139—150 (1966).

—, and B. C. King: Activity and degeneration in secretory neurones of the hypothalamus and posterior pituitary of the rat. J. Path. Bact. **86**, 179—197 (1963).

Smith, R. E., and M. G. Farquhar: Lysosome function in the regulation of the secretory process in cells of the anterior pituitary gland. J. Cell Biol **31**, 319—347 (1966).

Sotelo, C., and S. L. Palay: The fine structure of the lateral vestibular nucleus in the rat. I. Neurons and neuroglial cells. J. Cell Biol. **36**, 151—179 (1968).

Stöcker, E.: Autoradiographische Untersuchungen zur Deutung der funktionellen Kernschwellung am exokrinen Pankreas. Z. Zellforsch. **57**, 47—62 (1962a).

— Autoradiographische Untersuchungen zur Ribonucleinsäure- und Eiweißsynthese im nuklearen Funktionsformwechsel der exokrinen Pankreaszelle. Z. Zellforsch. **57**, 145—171 (1962b).

Swift, H., and Z. Hruban: Focal degradation as a biological process. Fed. Proc. **23**, 1026—1037 (1964).

Taguchi, S., H. Kobayashi, and D. S. Farner: Observations on the uptake of ^{35}sulfur by the hypothalamo-hypophysial system of the white-crowned sparrow (Zonotrichia Leucophrys Gambelii) following intraventricular injection of ^{35}S DL-cysteine. Z. Zellforsch. **69**, 228—245 (1966).

Takabatake, Y., and H. Sachs: Vasopressin biosynthesis III. In vitro studies. Endocrinology **75**, 934—942 (1964).

Talanti, S., and V. Pasanen: The incorporation of ^{35}S-labelled cysteine in the hypothalamic-hypophyseal neurosecretory system of rats treated with thiouracil and excess thyroxine. Z. Zellforsch. **88**, 220—227 (1968).

Törö, I., G. Rappay, and E. Bácsy: Distribution of the activity of two hydrolytic enzymes in rat thymic cells after total body irradiation. Ann. Histochem. **12**, 91—96 (1967).

Tewari, H. B., and G. H. Bourne: Histochemical studies on the "dark" and "light" cells of the cerebellum of rat. Acta neuropath. (Berl.) **3**, 1—15 (1963).

Wachstein, M., and E. Meisel: Histochemistry of hepatic phosphatases at a physiologic pH. Amer. J. clin. Path. **27**, 13—23 (1957).

Weiss, P., and N. B. Grover: Helical array of polyribosomes. Proc. nat. Acad. Sci. (Wash.) **59**, 763—768 (1968).

Wells, J.: Effect of water deprivation on uptake of dl-cystine-S^{35} in the hypothalamo-hypophysial system. Exp. Neurol. **8**, 470—481 (1963).

Weyl Sokol, H., and H. Valtin: Evidence for the synthesis of oxytocin and vasopressin in separate neurons. Nature (Lond.) **214**, 314—316 (1967).

Wooding, F. B. P.: Ribosome helices in mature cells. J. Ultrastruct. Res. **24**, 157—164 (1968).

Zambrano, D., and E. De Robertis: The secretory cycle of supraoptic neurons in the rat. Z. Zellforsch. **73**, 414—431 (1966).

— — Ultrastructural aspects of the inhibition of neurosecretion by puromycin. Z. Zellforsch. **76**, 458—470 (1967).

—, and J. Mordoh: Neurosecretory activity in supraoptic nucleus of normal rats. Z. Zellforsch. **73**, 405—413 (1966).

Zeigel, R. F., and A. J. Dalton: Speculations based on the morphology of the Golgi systems in several types of protein secreting cells. J. Cell Biol. **15**, 45—54 (1962).

Sachverzeichnis